デンタル・プレゼンテーション
DENTAL PRESENTATION

Book Design & Dtp by T.KANEKO / R.TSUSHIMA

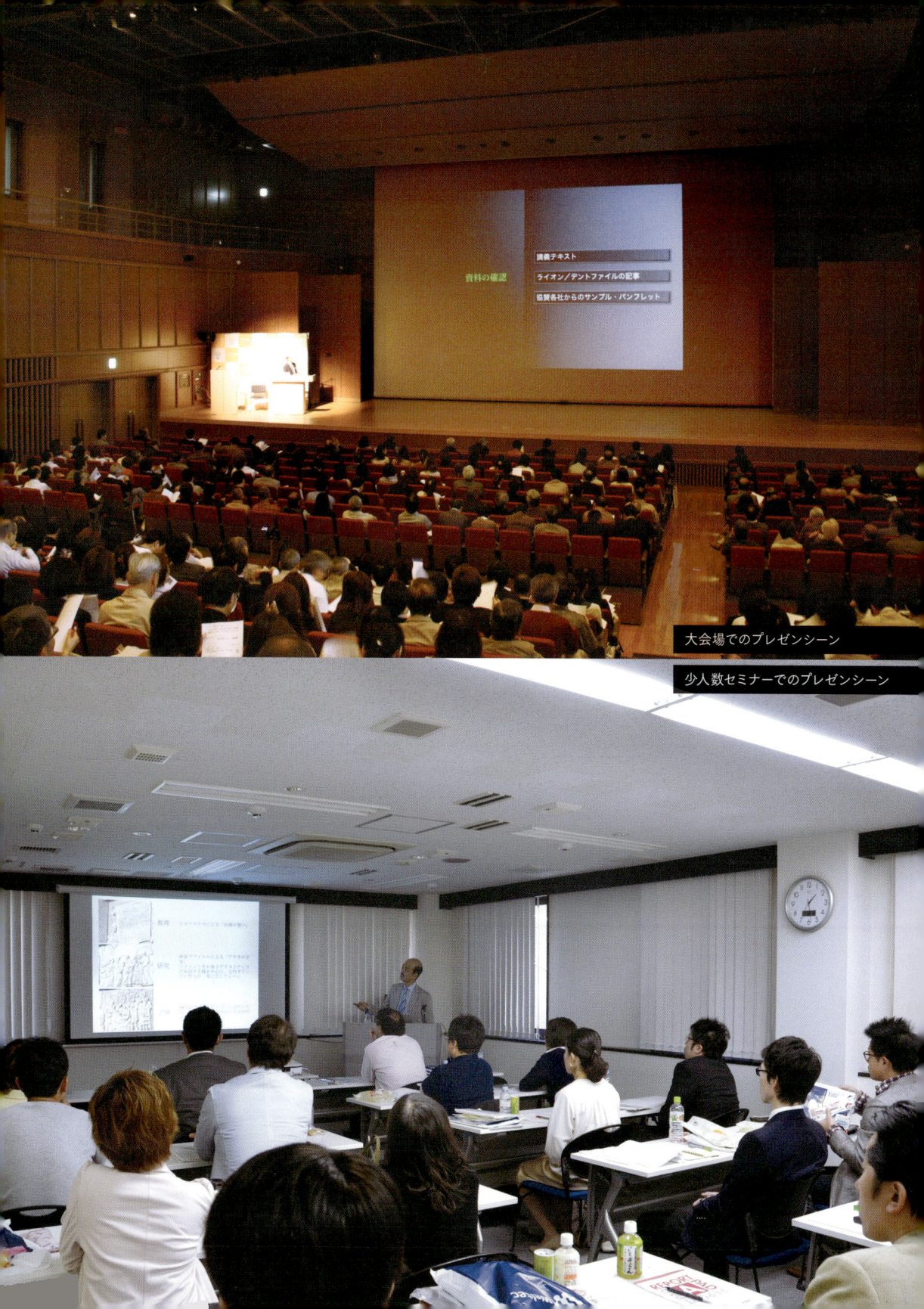

大会場でのプレゼンシーン

少人数セミナーでのプレゼンシーン

PROFILE

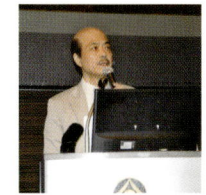

内山 茂（うちやま しげる）

1977年	東京医科歯科大学卒業
1984年〜2013年	ウチヤマ歯科医院院長（埼玉県所沢市）
1998年〜	東京医科歯科大学臨床教授
2013年〜	東京医科歯科大学臨床研修医指導医

1978年から約20年間、母校同窓会で卒後研修の一環として学術講演会（現在のCDE）の企画運営に当たる。その後に開始した自身の講演活動は延べ300回を超え、現在は大学教育の傍ら、プライベートセミナー、オーダーメイドセミナー等により後進の指導、育成に尽力している。

◎主な著書
「PMTC」. 歯界展望MOOK. 医歯薬出版. 1998年
「PMTC2」. 歯界展望MOOK. 医歯薬出版. 2003年
「月刊 内山茂」. デンタルダイヤモンド社. 2007年
「シネマ・プロムナード」. パレード. 2010年
「力の本」. 医歯薬出版. 2012年
その他、論文多数

〒112-0011 東京都文京区千石4丁目25-8　Tel. 03-6912-1150
E-Mail: ij9s-ucym@asahi-net.or.jp
HomePage URL： http://www.asahi-net.or.jp/~IJ9S-UCYM/

●内山 茂／著作本一覧

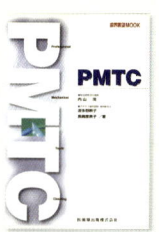

医歯薬出版
1998

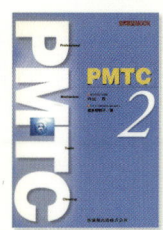

医歯薬出版
2003

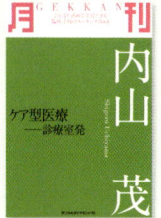

デンタルダイヤモンド社
2007

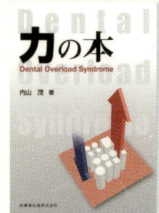

医歯薬出版
2012

PROFILE 5

DENTAL PRESENTATION ▶ PROLOGUE
はじめに 9

DENTAL PRESENTATION ▶ FIRST STAGE

第1部 ● 総論

01 時間を守る 17
02 高をくくらない 17
03 個人や団体を批判しない 18
04 無駄な話はしない 19
05 まずは、しっかり聴いてくださいとお願いする 21
06 最初から聴衆を引きつけるには 22
07 優れたプレゼンテーションとは 24
08 プレゼンで舞い上がらないようにするためには 26
09 休憩のタイミングと質疑応答について 28
10 質問者のマナーについて 33
11 講演後の懇親会で言うべきこと 34
12 文献考察 1 35
13 文献考察 2 36
14 文献考察 3 39
15 プレゼンをわかりやすく組み立てるために 42
16 ビデオ撮影で癖を発見する 44
17 離見の見（りけんのけん） 45
18 ジョイント講演について 47
19 ライブは怖い、でも面白い 49
20 エンディング・ムービー考 50
21 音響、照明など、会場の確認と器材の準備 51
22 バックアップはPDFで 53
23 講演資料はできるだけ詳しく 53
24 講演タイトル・講演細目 54
25 その他、諸々のこと 55

COLUMN プレゼン余話
渡邉 滋 先生の一言 ── 人生を変えた言葉 ① 60
妻、そして筒井昌秀先生の一言 ── 人生を変えた言葉 ② 110

CONTENTS

DENTAL PRESENTATION ▶ SECOND STAGE
第2部 ● 各論

- 01 バックグラウンドを統一する ... 65
- 02 バックグラウンドの色 ... 66
- 03 文字色は3色以内で ... 70
- 04 文字の大きさと文字数 ... 72
- 05 フォントはテーマで統一する ... 76
- 06 トランジションでプレゼンを演出する ... 78
- 07 マジックムーブ ... 78
- 08 レーザーポインターの使い方 ... 80
- 09 スクリーンを見ないで話す、楽しそうに話す ... 82
- 10 場内音響、マイク音量はあらかじめ確認する ... 83
- 11 画像やアニメーションはフリーソフトで入手する ... 85
- 12 BGMや挿入イラストにはすべてに"意味"をもたせる ... 88
- 13 影（shadow）の使い方 ... 90
- 14 画像の保存は.psdで ... 92
- 15 規格写真にこだわる ... 94
- 16 会場はどのくらいの暗さが適切か ... 99
- 17 話すスピード ... 99
- 18 スライド枚数は何枚が適当か ... 101
- 19 意識して、繰り返す ... 102
- 20 「3」という数字の力 ... 103
- 21 プレゼンの構成 ... 106
- 22 プレゼンの仕上げ──徹底して削ぎ取る ... 108

DENTAL PRESENTATION ▶ THIRD STAGE
第3部 ● 77の心得

10分で達人になるための「プレゼン──77の心得」 ... 114

DENTAL PRESENTATION ▶ EPILOGUE
あとがき ● プレゼンの愉しさ ... 123

DENTAL PRESENTATION ▶ **PROLOGUE**

はじめに

いまやコンピュータと液晶プロジェクターを使ったプレゼンテーション（以下、プレゼン）が、歯科業界に限らずあらゆる分野で当たり前のように行われています。それに伴い、アメリカの有名なプレゼンイベントであるTED Conference※に代表されるように、いかにして自分の主張をスマートに、よりわかりやすく聴衆に伝えるかが注目されています。

※ www.ted.com

かつての学会発表や講演会では、スライド写真1枚1枚を専用のカセット（コダック社製の丸いカルーセル型のものは、俗にドラムと呼ばれていました）に入れ、光学プロジェクターで大画面に映すというのが一般的でした。それもそれほど古い話ではありません。いまから10年ちょっと前には、かえってそれが普通だったのです。

教授の学会発表のスライドを作るために、医局員がレタリング文字の配置やグラフの作成、実験写真の貼り付けなどに膨大な手間暇をかけ、夜を徹してそれを撮影してスライドにしたというような話も珍しくありませんでした。いま思えばこんなにつまらない手作業に、医局員の貴重な研究の時間が消費されていたのです。

大きな会場では光量の強いプロジェクターを使いますから、講師が1枚のスライドで長く話しすぎてしまって、とくに黒い部分が多いX線スライドなどがメラメラと火に包まれたなどという、いまでは笑い話のような事件もたびたび起こっていました。事故に備えて、こだわ

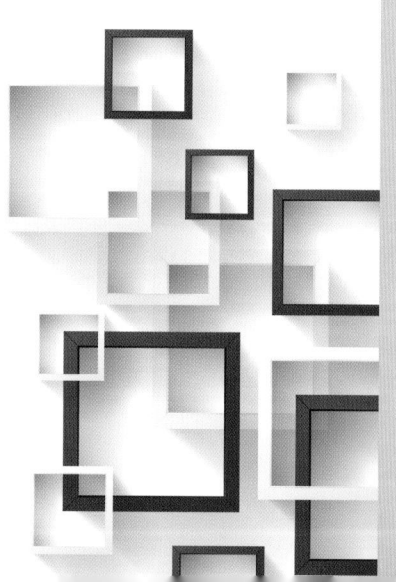

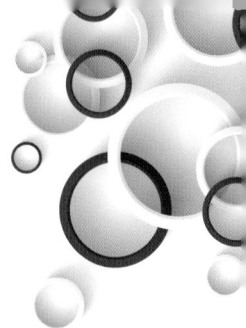

りの強い講師は、多大な経費をかけて自分のスライドをデュープ（予備のスライドとしてコピー）しておいたという話も聞いたことがあります。

　当然、スライドの直前組み替えなどは不可能ですし、長い講演になるとスライド枚数が多くなるので、遠方からの講師は海外旅行で使うような大きなスーツケースにスライド写真をいっぱいに詰め込んで現地に乗り込みました。

　業者にスライドの製作を頼むと、ブルーバック白抜き文字で1枚1,000円、1色増えるたびに約1,000円加算ですから、たとえば6色のスライドを100枚作ったとすると、それだけで60万円もしたのです。これではいくら高額な講師謝礼をいただいても足が出てしまいます。

　口腔内写真の撮影は基本的にトリミングができませんから、良質なプレゼンには厳密な規格写真を撮るためのテクニックが不可欠でした。アングル、光量、フィルム選び、ミラーの使い方など、私も若い頃は先輩から随分叩き込まれたものです。スライド写真が現像からでき上がってきて初めて失敗写真だったことに気づき、何度悔しい思いをしたかわかりません。

　そんなアナログ時代を経て、やがて急激にデジタル・プレゼンテーションの時代がやってきます。

　1990年代前半、私が初めて出会ったスライド作成ソフトは、当時Aldus社から発売されていたPersuasionというソフトでした。パソコンはまだまだ高価でした

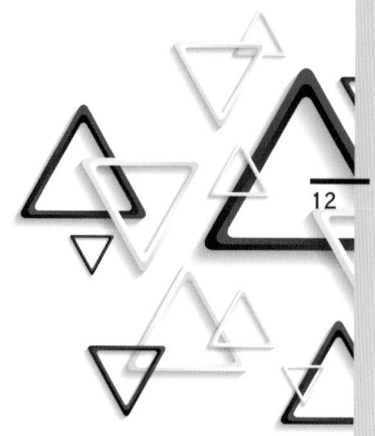

が、それでも40万円くらいで買えるようになり、何とか一般の人でも手に入るような時代が来ていました。私はたまたま近所の先生にMacintoshの手ほどきを受け、いわゆるMac派でしたから、Persuasionには無理なく入り込むことができました。

このソフトはPowerPointに代表されるプレゼンソフトの先駆けとして、いまも語り継がれる優れたソフトでした。スライド作成画面で文字と画像の合成ができ、バックグラウンドや文字色、さらにはその配置や大きさも自由に決められるという機能は、スライド製作に画期的な変化をもたらしました。

1スライドに何色使っても、どんなフォントを使っても、それを1つの画像で保存して現像に出せば、製作費は同じ、レイアウトも自由自在、何よりもワープロ感覚で簡単にスライドが作れるという機能は、アナログにはない圧倒的な便利さでした。

それでもなお、スライドフィルムをカチャカチャ入れたり出したりという煩わしさは相変らずでした。しかし、やがてノートパソコンの普及により、プレゼンソフトのスライドショー機能を使って、パソコンの画面を直接プロジェクターで投影することができるようになります。

当初、コンピュータと液晶プロジェクターの接続はトラブル続きでしたが、うまく接続できて自分の作成したスライドが大画面に映し出されたときの感動は圧倒的で、まさにプレゼン革命といってもよいほどの衝撃でした。

その後、Windowsの台頭に伴い、プレゼンソフトとしてはPowerPointが主流となりますが、基本機能はすべてPersuasionと同じです。驚くのは、当時からすでに投影スライド画面に映像（動画）を組みこむ機能があったことです。医院のスタッフに「いつかこのスライドに窓が開いて画面が動くようになるよ」と熱く語ったことをいまでもよく覚えています。（なぜかPersuasionはその後、突然に発売中止となり、しばらくしてMacではKeynoteが標準のプレゼンソフトとなります）

　そのような経緯を経て、いまやコンピュータ・プレゼン全盛の時代となりました。しかし、機材や方法が変わっても、そこに流れるプレゼンの原則はそれほど変わらないはずです。本書では、そんな昔のエピソードを交えながら、「本当に優れたプレゼントとは」をテーマに、思いつくままに書き進めていきたいと思います。

本書の構成は、
　　第1部：
　　プレゼンを行う際に注意すべき一般的事項
　　第2部：
　　具体的なスライド作りとプレゼンの進行の仕方
　　第3部：
　　本文で強調しているプレゼンのポイント
となっています。どこからお読みいただいても結構です。いくつかのコラムとあわせ、ぜひお楽しみください。

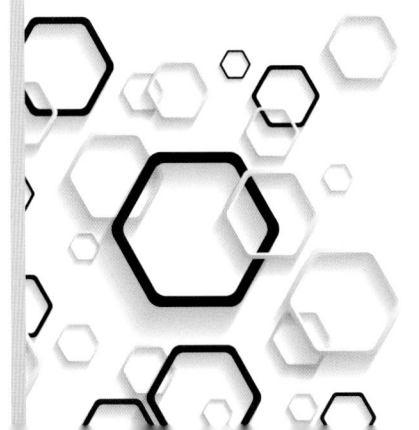

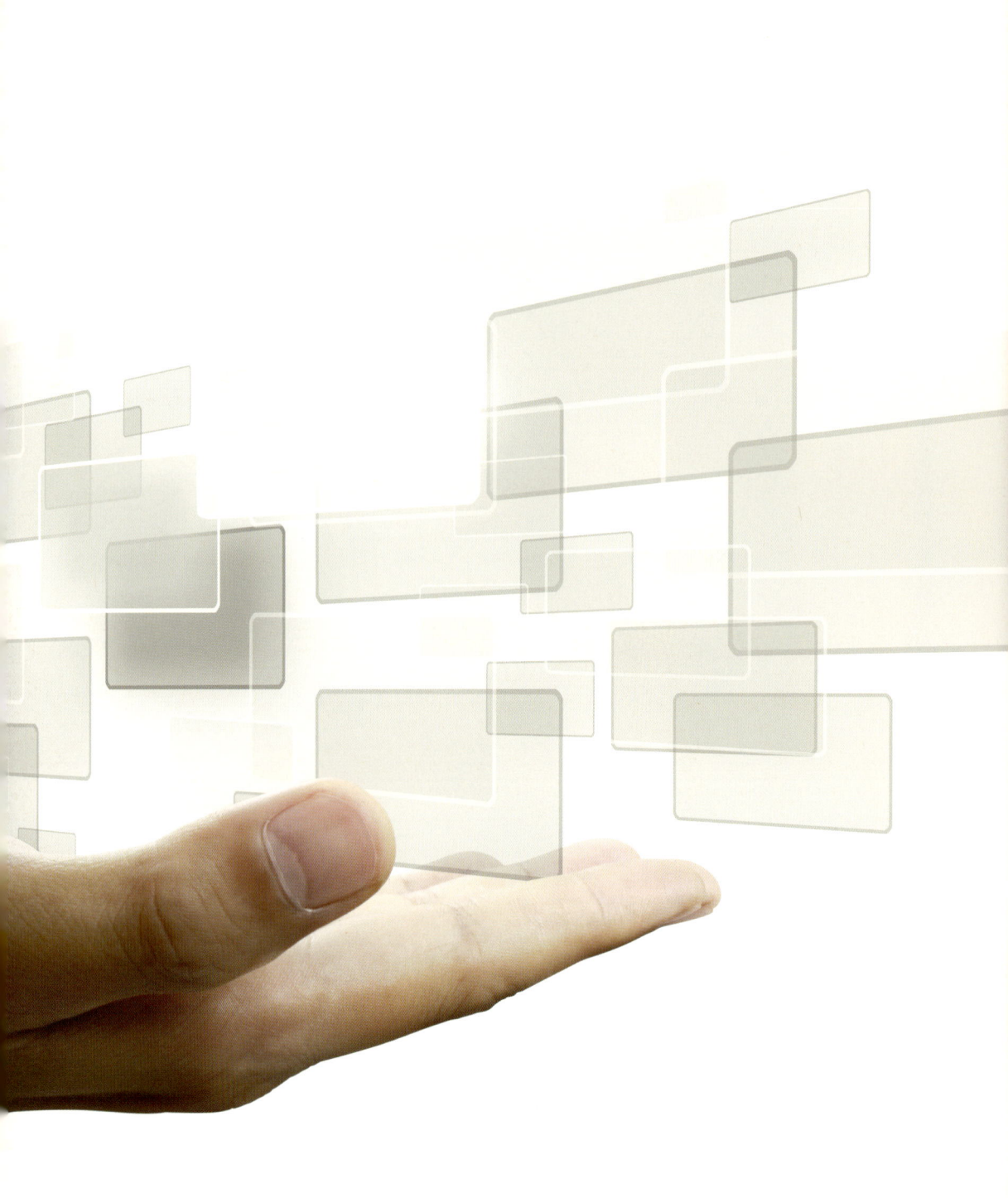

DENTAL PRESENTATION ▶ **FIRST STAGE**

第1部 ● 総論

第1部では、プレゼンを行う際に注意すべき一般的事項について、私の体験談を中心に解説します。実際の講演での心構えや教訓が網羅されていますが、講演会というイベントの背景にどんなドラマがあったのか、純粋な「読み物」として楽しんでいただければ幸いです。

時間を守る

　最初に、私の失敗談から紹介します。1998年、その年の春に出版した「PMTC」（医歯薬出版）という本が大好評を得て、日本全国から講演の依頼が来始めた頃のことでした。
　その日の会場は東京医科歯科大学という大舞台。当時私は、PMTCの実際の担当者である歯科衛生士（以下、DH）2人と一緒に講演していたのですが、全員不慣れだったうえに、大会場での講演はほぼ初めてだったため、私の前に話したDHがすっかり舞い上がってしまい、自分に割り当てられた講演時間を大幅にオーバーしてしまったのです。彼女の話に途中で割って入っていくわけにもいかず、焦りが焦りを呼び、そのあとの私の講演はいわゆる尻切れトンボに終わってしまいました。
　まず、この経験から私たちが学んだことは、**「講演時間を守ること」**。そして、そのために十分な準備をすること。とくに他の講師とのジョイント講演の場合は、これがまず基本中の基本です。
　ちなみにこのDHは、その後さまざまなことを実際の講演で学び、いまやDH界屈指の講演の達人になっています。

高をくくらない

　実は、この話には続きがあります。私は時間不足で焦る自分の気持ちを聴衆に悟られまいと、「まぁ、講演なんてこんなものさ」とその後の話を軽く流してしまったのです。

自分としては余裕を見せたつもりなのですが、後で思えば赤面のいたりで、せっかく高い受講料と貴重な時間を費やして来てくれた受講者に、これほど失礼なことはありません。余裕を見せることなど全然かっこいいことではありません。むしろ多少慌てても、自分の伝えたいことを熱く、精一杯語る姿に聴衆は感動するのです。少なくとも、打ち合わせが不十分で時間が足りなくなったことを率直に詫びるべきでした。

　内容が目新しかったせいか、幸い事後アンケートの結果は概ね好評だったのですが、せっかくの機会に十分話せなかった私の後悔は半端ではなく、ずいぶんと落ち込んだことをいまでもよく覚えています。

　「高をくくらない」、「聴衆を甘く見ない」、それが次に学んだ教訓でした。

個人や団体を批判しない

　時間は一気に飛んで、最近の講演会でのことです。私は、「周術期の口腔ケア」についての一般歯科医師たちの認識がいまだ不足していることを強調したく、プレゼンのなかであえて挑発的な言葉を多用しました。

　「質の高い口腔ケアを行っている歯科医院は意外に少ない。例えば……」

　「口腔ケアという言葉が、現実感を伴わずに講演会等のあいさつなどでお飾り的に使われている」

　私の意図は、受講者を通じて少しでもケアの大切さを広めていただき、多職種連携へ向かってより多くの歯科医師たちの奮起を促したい一心だったのですが、聴く側にとってみればまるで自分が批判されているようで、面白くなかったのでしょう。案の定、講演後に受講者から以下のようなメールをいただきました。

　「……歯科医師会が何もやっていないというのは間違いだと思います。多くの先

生のご尽力により、"全国共通がん医科歯科連携テキスト"も誕生しています。私の知人にも地道に周術期の口腔ケアに尽力している歯科医師もいます……」。

講師への敬意もわきまえた良識的な文章でした。私がこれらの事実を知らなかったわけではないのですが、プレゼンで使った言葉には確かに問題がありました。受講者は「ケア」に興味があるからこそ、私の話を聞きに来られたわけで、本来伝えるべき相手はその外側にいたのです。私は熱く語る相手を間違えてしまいました。

この経験から得た教訓は、**「挑発的な言葉に気をつける」**、**「他者を批判しない」**、**「歯科界全体への期待を語るときでも、まずは受講者に敬意を払って……」**というものでした。

無駄な話はしない

続いて、いまから20年ほど前、私が母校の同窓会で卒後研修の仕事をしていた頃に出会った最悪の講演会について紹介しましょう。

講師は（某大学教授でした）、開始時間ギリギリに会場にやってきました。運営スタッフとゆっくり打ち合わせることもなく講演が始まったのですが、冒頭から海外の有名な教授連と肩を組んだような写真が続き、パーティー会場の光景、学会風景、自分の留学体験のエピソードなど、本題とは直接関係のない話が延々と30分以上も続いたのです。

まぁ、それでもその道の大家ですから、次に続くであろう本題を皆がいまかいまかと待っていました。しかし、続いて始まったのが文献考察、実験方法の解説、データ解析、細かい文字で構成された表やグラフの詳細な分析、それが午前中いっぱい、昼食を挟んで午後の休憩時間まで続いたのです。

受講者はほぼ全員が開業医ですから、タイトルの「……の基礎と臨床」の臨床

部分をメインに聴きたかったはずなのに（打ち合わせ会でもそこを強調してお願いしてありました）、講演はまるで大学での講義のようで、いつになっても臨床の話が出てきません。

　開始から4時間余りが経過し、ようやく午後の休憩後に待望の臨床写真と先端技術が紹介され、さてこれからというときに、信じられないことに講師がこう言ったのです。「そろそろ終わりの時間が近づきました。でも私の話はこの先が一番面白いのです。もし皆さんがよろしければ少し延長したいのですが……」。

　受講者には遠方からの参加者もいますから、帰りの時間やその後の予定が決まっています。この講師はその辺りの事情を知ってか知らずか、ますます意気盛んに滔々と話し続けます。結局、講演は2時間近くオーバー。講師は大サービスしたつもりなのでしょうが、運営委員の疲労はピークに達し、その後の受講者の評判も散々でした。

　また、これは聞いた話ですが、地方の歯科医師会で行った無料講習会で「今日は無料なのでここまで。この続きは私の有料コースに出てください」と言った講師もいたそうです。何をか言わんやです。壇上に立つと自分が特別な人間になったような錯覚に陥るんですね。

　この講演で私は、**「自己紹介は簡潔に、できるだけ早く本題に入る」**、**「知識や情報の出し惜しみはしない」**、**「時間延長はサービスにならない」**というプレゼンの基本を学ばせてもらいました。

まずは、「しっかり聴いてください」とお願いする

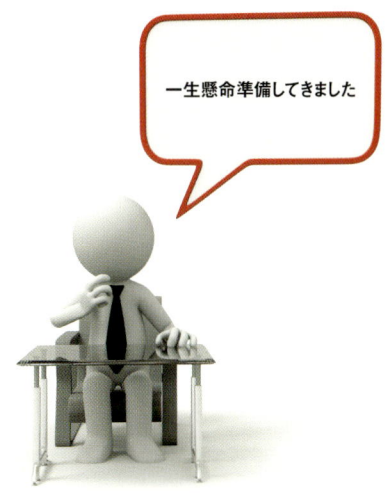

一生懸命準備してきました

　「私の話は退屈ですから、どうぞリラックスしてお気軽にお聴きください」で始まった某講師が、途中で興に乗ってきて、ウトウトしている受講者に向かって「オイ、そこ、なんで寝てるんだ！」と怒鳴ったという、ほとんど笑い話のような本当の話があります。

　講演の冒頭では、つい謙遜して「私は皆様と同じ一介の開業医ですから、たいした話はできませんが……」などと言ってしまいがちですが、これは受講者に敬意を表しているようで実は逆なのです。もしかしたら、受講者はこう思っているかもしれません。「せっかくの休日に期待して来たのに、それはないだろう」。

　あるいは、こんな言葉で講演を始めた講師もいました。「昨日、……からはるば

るやってきました。久しぶりにこの地で同級の先生と出会い、つい飲みすぎて今日は完全な二日酔いです……」。きっと会場の雰囲気を和ませたくて、また前日にお世話になった先生に感謝の気持ちを伝えたくてこのような言葉が出たのでしょうが、正直、受講者にとってはどうでもいいことです。休日に早起きしてわざわざ参加した理由は、よい話を聞きたい一心なのです。ちょっと厳しくなりますが、そんな受講者に対して（謝礼まで受け取って）、「二日酔いとは何たる失態！」ってことにもなりかねません。日本人特有の美徳である**謙遜や気配りもほどほどがよい**ようです。

結論としては、開始の言葉は次の一言で十分と覚えておいてください。「**一生懸命準備してきました。皆様に少しでも多くお伝えするために精一杯お話ししますので、しっかりお聴きくださいますようよろしくお願いします**」。

最初から聴衆を引きつけるには

それでも、冒頭の5分間は受講者に自分をアピールするチャンスです。受講者は「今日はどんな講師が、どんな面白い話を聞かせてくれるんだろうか？」と固唾をのんで壇上を見つめています。

まず、この多くの視線にひるんではいけません。「自分はこの日のために十分準備してきたのだから、大丈夫」と、ゆっくり一息入れましょう。とくに、話し始めは意識してゆっくりと、はっきりと……。一番いけないのは小さな声、聞き取りにくい声です。講演前にトイレかどこかで発声練習をするとよいのですが、それが無理なら、そっと口の周りの筋肉や舌を動かして緊張をほぐしておくだけでも効果があります。

大きな会場の場合には、マイクの状態もあらかじめ確認しておきましょう。壇上からは声の響き具合がわかりませんから、講演前に担当者に会場の後ろに立っていただき、音量の確認をします。ピンマイクは声量の調整が難しいので、主催者か

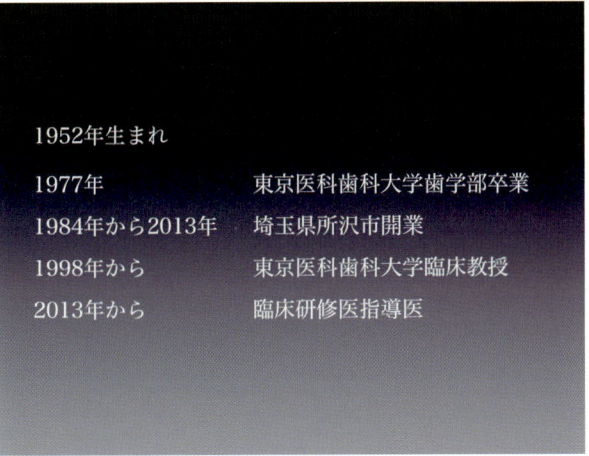

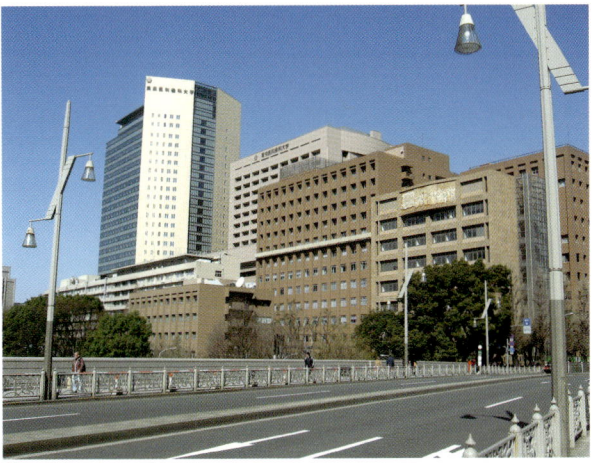

図❶ プレゼンの冒頭で経歴などをアピールしたい場合は、それをスライド1〜2枚にまとめておく

らどちらがよいかと訊かれた場合には、原則、手持ちマイクを希望します。

　さて、第一声ですが、「おはようございます（こんにちは、こんばんは）。ただいまご紹介いただきました……でございます」とはっきり言います。前項で学んだように、自己紹介は簡潔に。もしどうしても自分の経歴などをアピールしたい場合には、その内容をスライド1枚にまとめて、強調したいところだけ読み上げるとスマートに決まります。現在自分がおかれている環境などを1〜2枚（厳守！）の写真で見せると、より近親感がわくかもしれません（図❶）。

　少し講演慣れしてくると、落語家の枕話のように冗談などを言って座を和ませたくなることもあるかと思いますが、よほどの饒舌家でない限りたいていは失敗します。**「余計な前置きは逆効果の場合が多い」**ということも、この際に覚えておいてください。

　蛇足ながら、演壇に向かうときの姿勢や歩き方にも気をつけましょう。下を向いてトボトボと歩いたりしないこと。前を見て、胸を張って……。まるでソロのヴァイオリニストのように（慣れないうちは難しいですよね……笑）。

優れたプレゼンテーションとは

　ここから、いよいよ本題に入っていきます。優れたプレゼンテーションとは一体どういうものなのでしょうか。話術の巧みさ、コンテンツ、スライドの見やすさなど、要求はさまざまでしょうが、私はいままでの経験を振り返って「わかりやすさ」を一番に挙げたいと思います。

　受講者にわかりやすく話すためのさまざまなテクニックについては、第2部で詳しく述べますが、その前にまずは**「今日の受講者は何を聴きたがっているのか」をしっかり把握して**おかなければなりません。

　「自分が何を話したいか」ではありません。参加者の人数、年齢層、歯科医師・

歯科衛生士の割合、専門家か一般市民かなどで内容は大幅に変わってきます。なかでも、講演のテーマについて詳しい人たちの集まりなのか、それとも一般の歯科医師が多いのかがもっとも重要なポイントとなります。

　たとえば、小さなスタディーグループに招かれて話す場合と、大きな会場での記念講演会とでは、話の組み立て方や強調するポイントだけでなく、声のトーン、話のスピード、質疑応答や休憩の取り方まですべてが違ってきます。

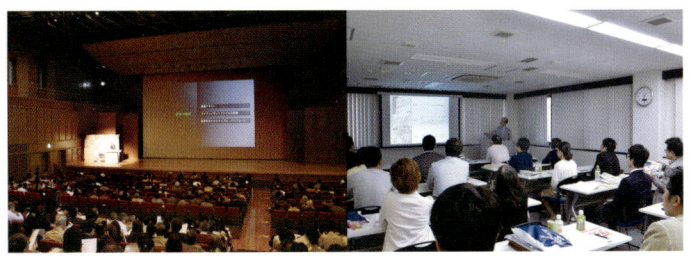

　したがって、あらかじめその辺りの情報を得ておくことで、随分とプレゼンの質を高めることができます。願わくば、事前アンケートや事前質問をとったり、それが無理なら講演前日に主催者側から「当日、とくに聴きたいこと」をリストアップしてもらっておけば万全な準備ができます。

　要は、その講演会に向けて早い段階から**しっかり準備すること**です。前にも述べましたが、「何とかなるさ」と高をくくっては絶対にいけません。

優れたプレゼン……「わかりやすさ」が一番

プレゼンで舞い上がらないようにするためには

　前項と一部重複しますが、根っからのあがり症で多くの人の前ではどうしても緊張してしまう人への究極のアドバイスが『プレゼンの極意を盗め』（戸田 覚 著、ダイヤモンド社）という本に紹介されています。少し長くなりますが、以下に引用します。

　　「緊張の度合いは、練習量と反比例する」。慣れていないなら、徹底的に練習してこそ緊張しなくなるのだ。練習量が不足していたり、自信がないから緊張が止まらなくなるのだ。ところが、どれだけ練習してもあがり症で緊張しまくる人がいる。そんな方も心配ご無用。緊張しないことを考えるからいけないのだ。プレゼンの場に立って、緊張して、うまく進まなくなったらどうするか、を考えておけばよいのである。
　　たとえば、手元に原稿を用意しておく。緊張して頭が真っ白になったら、読み上げてしまえばよい。そう考えて準備しておくだけでOK。対策ができていれば緊張しなくなるものだ。

　いかがですか？　やはり一にも二にも練習ということですね。もし読者のなかに、初めて講演をするという方がおられたら、最初は面倒でも原稿を用意しましょう。ただし、本番でそれを読んではいけません。あらかじめそれを暗記するまで覚えるのです。もちろん丸暗記する必要はありませんが、いまとこにその内容が書いてあるかわかっているだけで、気持ちは随分と安定するものです。
　先日、部屋を整理していたら、20数年前に私が初めて講演したときの原稿が出てきました。内容がレポート用紙に鉛筆で細かく書き込んでありました。文章はおかしいくらいに口語体で、スライド送りのタイミングが記されていたり、文章の前後

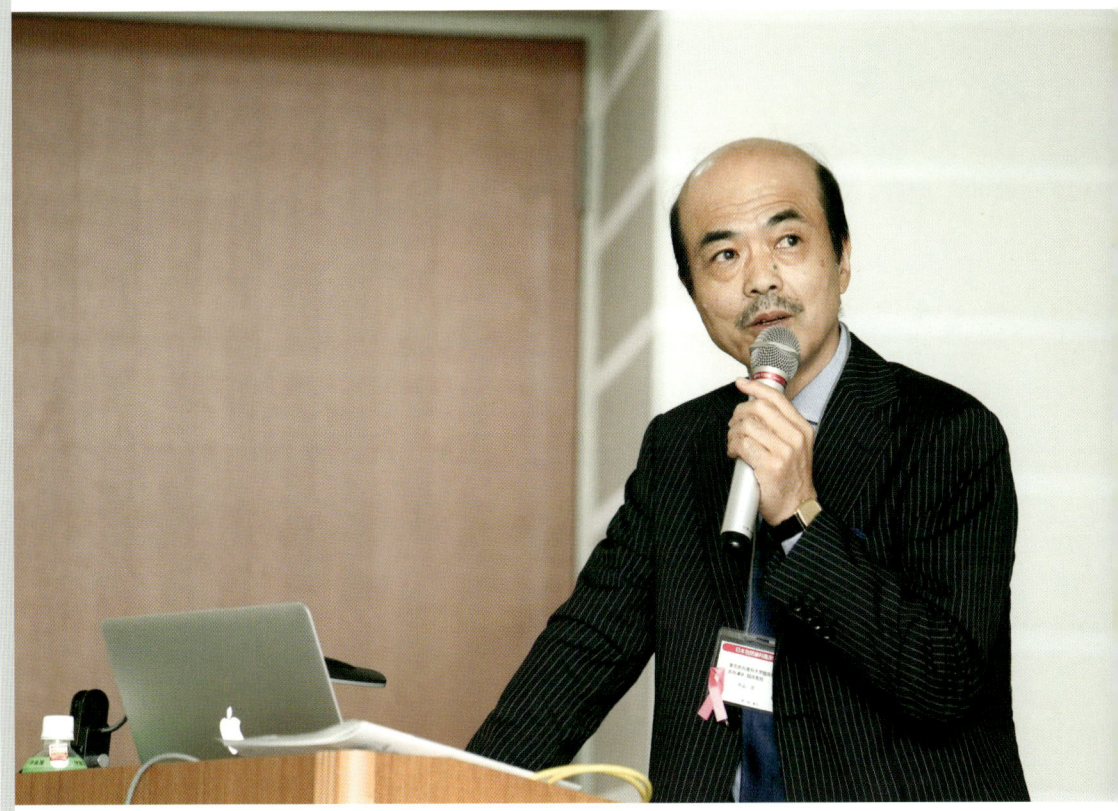

が切り貼りされていたりと、とてもつたないものではありますが、そのときの一生懸命さがひしひしと伝わってきました。

　講演は回を重ねるたびに必ず慣れてくるものです。とくに同じようなテーマであれば、1回目より2回目、2回目より3回目のほうが必ずうまくいきます。それは前回が今回の練習になっているからに他なりません。繰り返しますが、本番で緊張しないためには、**一にも練習、二にも練習ということにつきる**と思います。

休憩のタイミングと質疑応答について

　講演時間が長くなると、どこかで休憩を入れなければなりません。ところが休憩のあとに違うテーマになったりすると、受講者は質問の機会を失ってしまいます。かといって、「講演中いつでもご質問ください」と言っても、なかなか講師の言葉をさえぎってまで質問しにくいものです。

　まず、**1時間半で1回の休憩をとる**ようにします。具体的に言いますと、2時間の講演では最後に1回だけの質疑応答、3時間の講演では途中1時間半で休憩を入れて、各々の最後に10分間くらいの質疑応答を入れるというのが一般的でしょう。4時間以上あるいは1日講演になった場合には、これをモディファイして休憩と質問応答のタイミングを適宜主催者側と打ち合わせます。

　そうはいっても、大きな会場になればなるほど受講者は気後れして、なかなか質問が出ないものです。もし可能なら、主催者側との事前の打ち合わせで**サクラ質問を準備しておく**というのも一法でしょう。誰かが口を開くと、次の質問者は比較的楽に質問できます。あるいは、受講者から事前質問を集めておくというのも講演を盛り上げる秘訣です（図❷）。

　ちなみに、講演中に客席を歩き回って受講者に直接質問のマイクを向ける講師

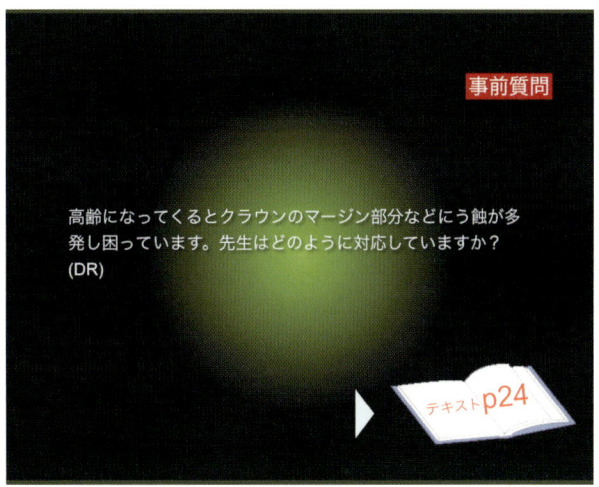

図❷

がいますが、これはあまり賛成できません。講師はその分野のことを日夜考えていますが、受講者のなかにはたまたま聴きに来た人もいますし、人前で話すのが苦手な人もいます。いい気になって、誰彼かまわずマイクを向けるのは、礼を失した行動です。うまく決まれば確かに会場は盛り上がりますが、即興でうまくいくことはまずないと思ったほうが懸命でしょう。

　これと同様、ハーバード大学のマイケル・サンデル教授よろしく壇上を激しく動き回ったり、受講者に頻繁に挙手させたりする行動も慎みましょう。講師がよほどの芸達者でなければ成功しないばかりか、とくに日本人では反感を買うこともありますからご注意ください。「疲れたでしょう……。はい、立ち上がって体操してみましょう。まず首をまわして……」などというのも論外の行為です。

　会場で、あまりにも場違いな質問や、くどくどと長い個人的な質問をいただいた場合には、「先生、このご質問には簡潔にお答えすることが難しいので、あとで詳

しくメールしてください。必ず返信します」と言って軽く受け流します（この手の質問では、まずメールがくることはありません……笑）。

逆に、核心を突いた鋭い質問に対しては真摯に対応します。もし、自分がわからないことや、まったく違った見解などで迫られたときには、決してごまかしたりせずに、わからないことはわからないと率直に言います（この辺りがうまくこなせるようになってきたら、講演も一流になってきます）。時には、逆に質問者にこちらから質問して教えていただくという謙虚な姿勢も大切です。私自身、実際に会場でいただいたこのような質問が、その後の自分の勉強の指標になったという経験も度々ありました。

受講者は意を決して質問してくるのですから、まず「よい質問ですね」と言ってから答えるのも好感をもたれます。どんなにつまらない内容でも「ナンセンス！」などと揶揄したり、急に気分を害して口調が荒くなったりするのは問題外です。それだけで、その講演会は失敗といっても過言ではありません。

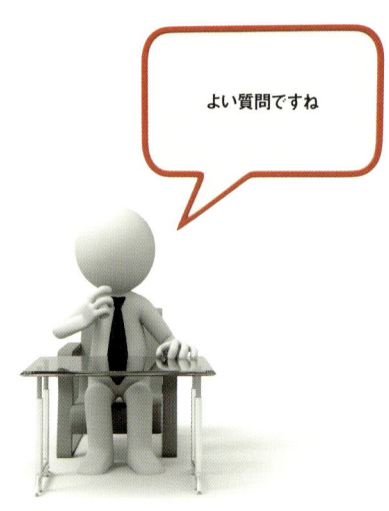

壇上に立つと、つい自分が特別であるかのような錯覚に陥りますが、常に謙虚な姿勢を忘れないように努めましょう。質疑応答こそが、自分の全人格が問われるときと認識するべきです。

　質問時間は限られているので、最後に「事後質問はこちらへどうぞ……」とメールアドレスを書いたスライドを1枚用意して、質疑応答中はそれをスクリーンに投影しながら、当日質問できなかった方への便宜を図ります。いただいたメールにはできるだけ迅速に回答するように心がけます（図❸）。

　質問が出ないときの奥の手として、あらかじめ**プレゼンの最後に想定質問のスライドを何枚か用意しておく**という手段もあります。以前の講演会でいただいた質問や、繰り返し主張したいことなどを、FAQというかたちでスライドを数枚用意しておくと、講演の最後が締まるだけではなく、**時間ぴったりに終わる**ための裏技としても役立ちます。なかなか便利なテクニックなので、ぜひ取り入れてみてください。

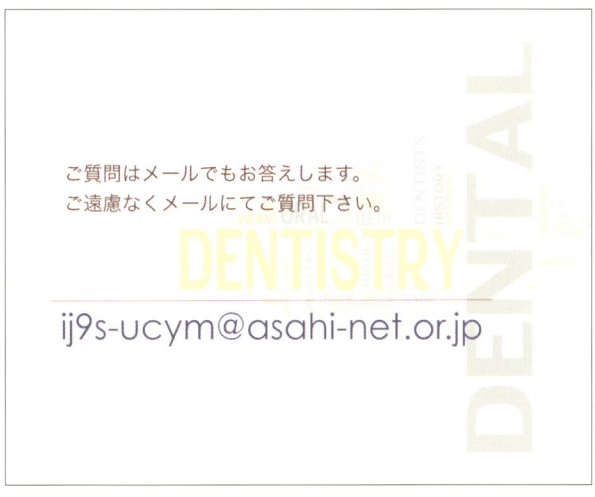

図❸

[附1]

　前述のテーマで〈無駄話はしない〉という項目がありましたが、受講者によっては、講師の趣味や愛読書などに興味がある人もいます。もし、慣れてきて自分の固定ファンができてくるようになったら、休憩時間の後半を使って、最近心に残った本や映画の話、趣味のスポーツの話などを織り交ぜるのもよい方法です。

　休憩時間は休むべきという意見もありますが、趣味の話はあくまで付録ですから、本講演の時間を使うのは受講者に対して申し訳ないというのが私の考えです。

　よく、講演中の息抜きに、スライドの中に風景写真や海外旅行の写真などを頻繁に挟み込む講師がいますが、これはかえって話の流れを妨げる結果になり、賛成できません。ましてや、その度に写真にまつわる思い出話などをされてしまうと、一気に興ざめになる危険性があります。旅行や花の写真はあくまで講演のアクセント、あるいはバックグラウンドの一部と考えましょう。

[附2]

　ついでながら、「質問に即答できない」あるいは「質問の内容が難しすぎてわからない」ときの究極の裏技を、読者のためだけに公開します。

　もちろん率直に「わかりません」と言えればそれがベストなのですが、状況によってはそれが許されない雰囲気のときがありますよね。質問者はその内容について自分なりの見解をもっていることが多いので、座を盛り上げる意味でもそんなときには、少し考えるようなポーズをしてから、おもむろにこう言うのです。「う～ん、先生はその件についてどうお考えになりますか?」。その返答を聞いて、「なるほど、そういう考え方もあるんですね」と、さもわかったかのように答えます。さらに初めて聞くような用語を含んでいる場合には、「ところで、……という言葉を先生はどういった意味で使っていますか?」といった言葉で切り返します。そして質問者が話している間に、何か自分が答えられるような話題を必死に探します（このときに日頃の勉強量がものを言います）。相当冷や汗ものですが、おそらく終始落ち着いて対応すれば、これで何とかなるはずです。

　〈注!〉ともすると、不誠実というレッテルを貼られるおそれがあります。あくまで"裏技"ということで、絶対に多用しないこと。わからないことは「わからない」と言うのが原則。

質問者のマナーについて

　ついでながら、質問する側の礼儀についても記しておきます。
　まず、今回の講演についての講師の労をねぎらいます。例えば、「今日は貴重なお話を（拝聴させていただき）ありがとうございました」を第一声とします。その後に、自分は何者かを述べます。「私は……年に……を卒業しました……と申します。……で開業して……年になります。よろしくお願いします。」といった具合です。その後に具体的な質問に移るようにしてください。
　ときおり、これらを略していきなり質問をされる受講者を見かけますが、「あいさつと簡潔な自己紹介」は、質問者のマナーと心得てお気をつけください。

　ずっと以前の話。ある学会で、若い発表者が会場にいた某教授の論文を引用したのに対して、その引用が間違った解釈であることを、その教授が「質問」という形で、皮肉たっぷりに（ネチネチと）指摘したことがありました。その分野の大家の指摘ですから確かにそのとおりなのでしょうが、学会に慣れていない私には、その教授の狭量さだけが印象に残りました。権威をバックに、慌てるその若者の姿を楽しんでいるようにも見えました。
　たとえ学会の場であっても、年長者であっても、質問中に発表内容を公然と批判してはいけません。発表者の努力に十分敬意を払ったうえで良識的に指摘すべきだと思います。これも質問者のマナーの一つです。

講演後の懇親会で言うべきこと

　再び私の失敗談をお話しします。いまから15年ほど前、東京のとある地区での夜の講演会でした。当時、私は突然寝たきりになった父の介護のことで頭がいっぱいでした。
　講演後の懇親会で、予定になかったスピーチを依頼された際に、私は何を言ってよいかわからず、こともあろうにまた本番と同じような講演を始めてしまったのです。
　宴もたけなわの時間帯でしたから、主催者側は簡単なお礼の言葉だけを期待しておられたのでしょうが、お酒が入っていたこと、診療後の講演で疲労困憊だったこと、現在のように講演慣れしていなかったこと、突然の指名だったことなどが重なり、いま思えば私は完全に舞い上がっていました。

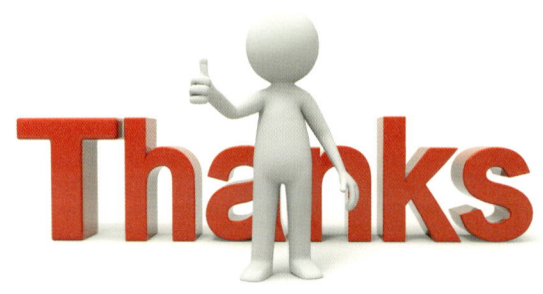

さらにいけなかったのは、当日のテーマである「ケアの大切さ」を再び語りながら、ふと父のことが頭をよぎり、感極まって泣き出してしまったのです。幸い担当の先生がすぐに私を出口まで誘導してタクシーに乗せてくれたのですが、そのタクシーの中で、「一体、僕は何をしてしまったんだろう」と、頭の中が真っ白になったことをよく覚えています。赤面の至りとはまさにこのことですね。

　この経験で学んだことは、「**講演後の懇親会でスピーチを依頼されたときには、簡潔にお礼の言葉だけ述べること**」、「**講演会を準備された先生の労をねぎらうこと**」、「**いつ指名されても大丈夫なように常に準備しておくこと**」、この3点でした。

　自分で言うのも気が引けますが、いまや講演の名手と言われている内山にもこんな時代があったのかと、身近に感じていただければ幸いです。

文献考察 1

　ことのついでに、もう一つ失敗談をお話ししましょう。これも都内で行われた夜の講演でした。講演開始から、一番前の席で私の話にいちいち首をひねる老練な先生がおられました。「何かイヤな感じだなあ」と思っていたら案の定、最後の質疑応答でその先生が真っ先に手を挙げられました。質問の内容は「メインテナンスの間隔はどのような基準で決められていますか？」というものでした。

　そのときは以前の経験もふまえ、決して高をくくっていたわけではないのですが、やはり診療後の講演ということで疲れていたこともあって、私はつい「間隔は"感覚"で決めています」などと、つまらないギャグで受け流そうとしてしまいました。

　それを聞いた質問者が、「してやったり……」というような表情を浮かべてこう言ったのです。「いやしくも、謝礼を払って来ていただいているのですから、少な

くともその裏付けについてしっかり答えてください」。きっと、それまでの私の話が客観的な文献の裏付けに乏しく、あまりにも経験論に終始していることに、不満だったのだと思います。

意気消沈し、なかば泣きながら帰宅して、さっそく歯周病の大家である友人の山本浩正先生に経緯を報告しました。その数分後、山本先生からこんなメールが返ってきました。「メインテナンスの間隔に関しては、文献的な定説はない……」。

結果として、私は泣く必要などなかったのです。ただ私に足りなかったのは、受講者の質問に対して、しっかり文献的なフォローができなかったことの一言につきます。

この経験から学んだことは、自分が講演中に話す言葉は、**「どんな些細なことであっても追求されたときには文献的な裏付け(エビデンス)があることが大切」**ということでした。いま思えば、懐かしくも気恥ずかしい思い出です。

文献考察 2

前項で「文献考察が大切」と述べましたが、臨床系の講演の場合には、プレゼンのなかにあまりにたくさんの文献の紹介を入れてしまうのは考えものです。ご承知のように文献というのは、どんなにEBMの手法を駆使しても何しろ数が膨大ですから、その選択は恣意的にならざるを得ません。学会発表や文献レビューなどならともかく、臨床家向けの講演では、「誰がこう言っている」、「この論文ではこんな実験手法を用いている」、「結論は納得いく部分も多いがここに齟齬を感じる」などと詳細に語っても、受講者にはあまり響きません。

受講者は考察の過程よりも結論を知りたいのです。ましてや、論文の執筆者と講師との個人的な関係などにはまったく興味はありません。グローバルな視座や

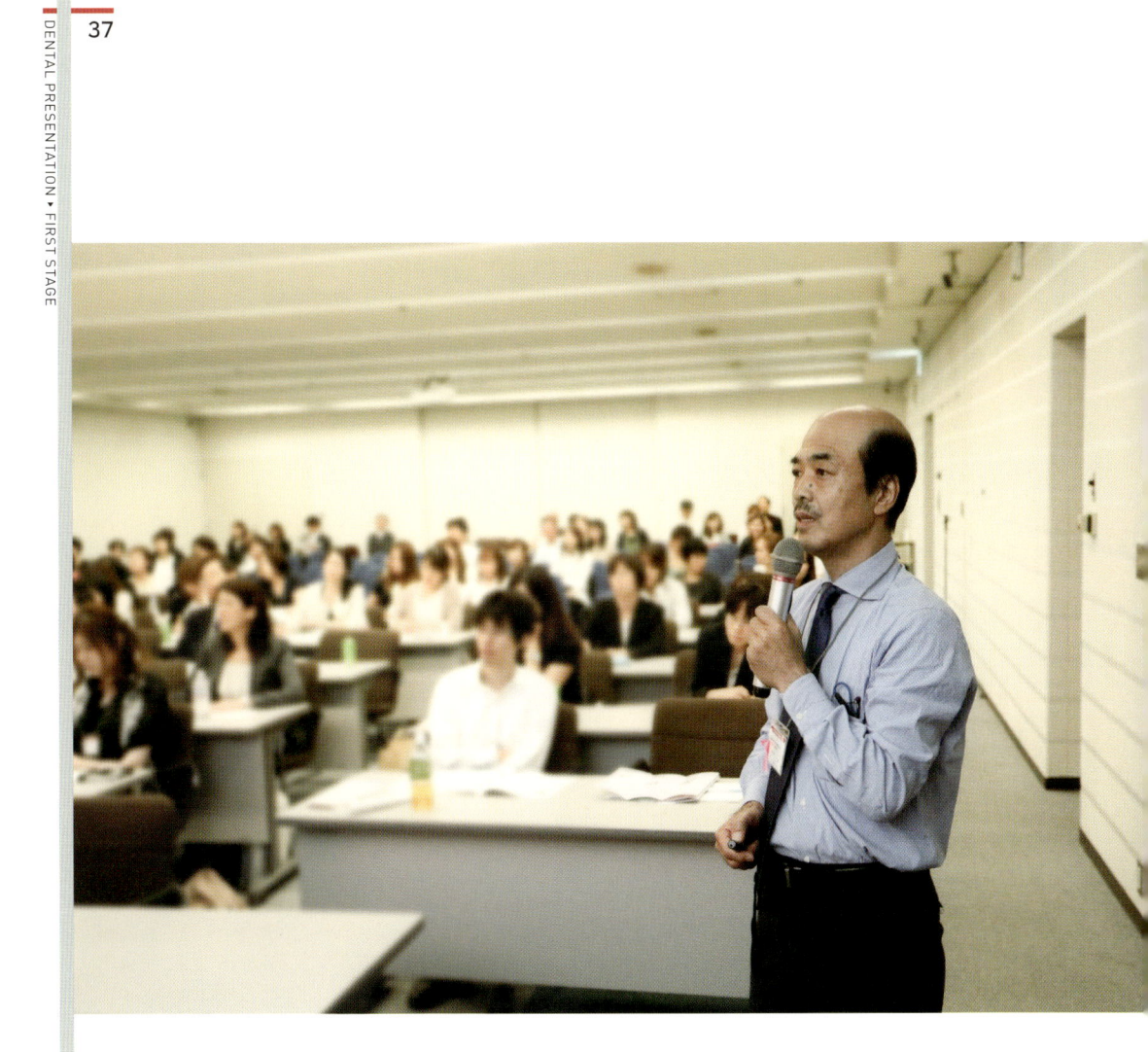

DENTAL PRESENTATION ▶ FIRST STAGE

図❹　海外文献を紹介したいときでも、必ず論文の要旨を簡潔な日本語で併記する

苦労して読破した論文の詳細を語りたい気持ちはよくわかりますが、ここはそれらをグッと心にしまって、導き出された結果のみをわかりやすく簡潔に伝えることを旨としましょう。

　具体的には、結論をスライドの中央に配置し、下段にその出典をさりげなく小さな文字で記載するだけで十分と割り切ってください。

　文献の要旨（結論）は必ず日本語（訳）で記載すること。受講者は日本人なのですから、そこにあえて英文を持ち込む理由はありません。どうしても原文そのものを紹介したいときには、左ページの図❹の作例を参考にしてください。

　もちろんこれにも例外はあります。テーマに直接関連するようなきわめて重要な論文については、逆に十分な時間をかけて解説することで、あたかも受講されている人たちがいまその論文を講師と一緒に読んでいるかのような印象を与えることができます。論文を読んだときの講師の知的興奮度が高ければ高いほど、話に気持ちが入って受講者が一気にエキサイトする可能性もあります。

　この項のテーマは、文献考察の重要性を大いに認めつつも、プレゼンでは**「文献紹介は控えめに、要点のみを……」**とします。

文献考察 3

　2013年から2014年にかけて、東京医科歯科大学内のコンピュータで、主に海外の文献を中心に約400編の学術論文を読む機会を得ました。それ以前は臨床に忙しく、専門誌を系統立てて読む余裕がなかったために、過去の私の論文における理論的背景は、そのほとんどを「その分野の代表的なテキスト」や「商業誌に掲載された論文」に依っていました。

臨床を離れ、まずやりたかったことは「これまでの自身の臨床から得た経験論的な認識」が果たして世界的に見て正しかったのかどうかの検証でした。

　実際に文献を検索してまず驚いたことは、Web上で公開されている検索エンジンの進歩でした。英文ではPub-Med、和文では医中誌のサイトに入れば、2000年以降の主要雑誌の論文はほぼすべて電子化されていて、容易にダウンロードできます（図❺❻）。かつてのペーパー単位の時代とは圧倒的に違う効率性のよさでした。しかも、キーワードにsystematic reviewの一語を付け加えることで、「文献をくまなく調査し、質の高い研究データのみを集めた偏りの少ない分析」が行われている客観性の高い論文のみを抽出することもできます。

　さらに、かつてと決定的に違ったのは、私自身のモチベーションでした。まず自分の知りたいテーマがあり、それらが地道に実証されている論文に出会うと、心が踊りました。その感覚はお仕着せの抄読会などと違って、未知なものへの純粋な知的好奇心を十分に満たしてくれるものでした。母校の一室で私は約1年間、飽きることなく、楽しく、時にワクワクしながら多くの文献を読み進めることができました。

　開業されている皆様には難しいかと思いますが、このような習慣が講演に厚みを添えます。幸いメディアの進歩で以前よりもずっと容易に優れた論文に触れることができます。講演を依頼されたら、そのテーマについてとりあえずgoogle scholar（http://scholar.google.co.jp/）に、keywordを打ち込むくらいの努力をしてみたらいかがでしょうか。

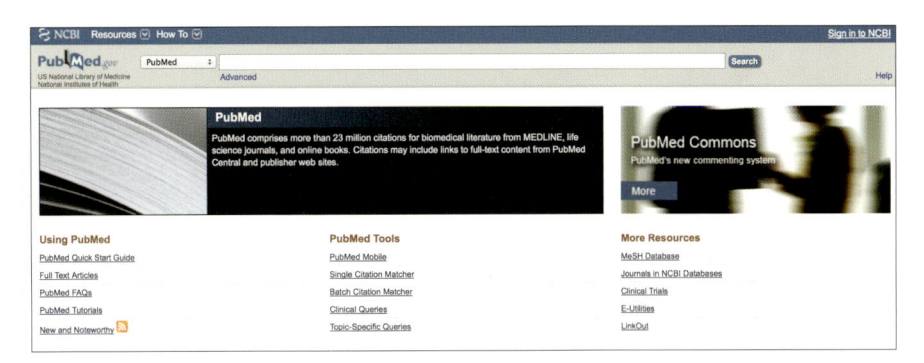

図❺　Pub-Med（アメリカ国立医学図書館の国立生物工学情報センターNCBIが運営する医学・生物学分野の学術文献検索サービス）の検索画面。大学は主要な学術雑誌を定期購読しているので、学内のコンピュータから読みたい論文の全文をダウンロードすることができる

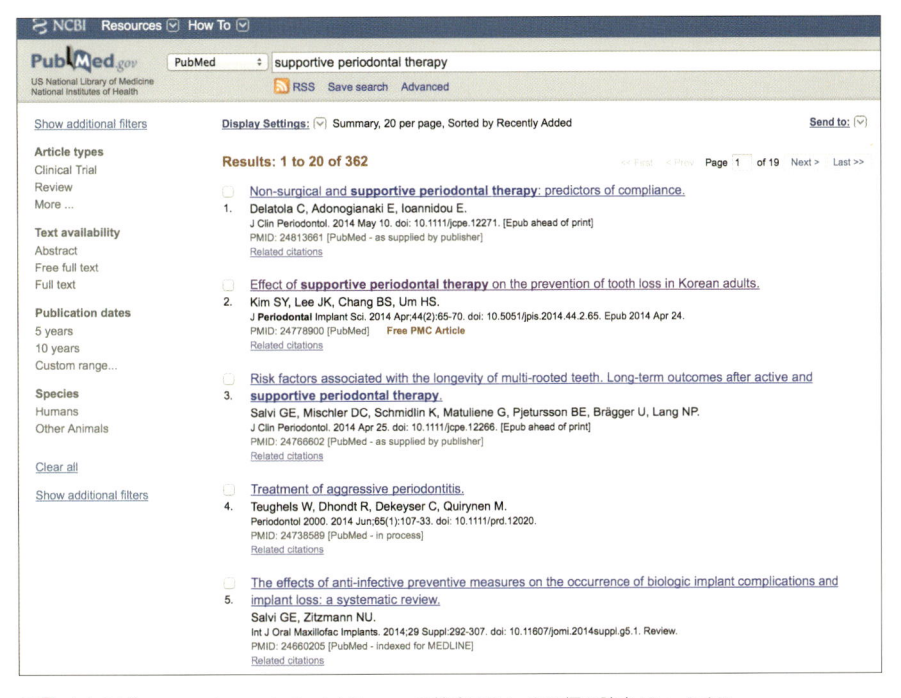

図❻　たとえば、supportive periodontal therapyで検索すると、362編の論文がヒットする

プレゼンをわかりやすく組み立てるために

ロード・マップを用意する

　スタディーグループや学会などで若い人の発表を聴いていると、講演の全体的な流れのなかでいまどこを話しているのか、受講者が迷子になってしまうような場面によく遭遇します。

　詳細なテキストがある場合は大丈夫ですが、もし簡単な資料で話そうとする場合には、プレゼンの冒頭で今日のテーマと話の流れについて記したスライド（これをプレゼン用語で「ロード・マップ」といいます）を1枚用意しておくと便利です。そして、そのスライドを話の途中に繰り返し挿入して、「いま、大きな話の流れのなかのここを話している」ということを受講者と確認しながら話を展開していきます（図❼参照）。このようなちょっとした工夫でプレゼンが圧倒的にわかりやすくなります。内容に関しては、**「自分はわかっているけれど、受講者は初めて」**ということをいつも意識して話すようにしましょう。

テーマを質問形式にする

　プレゼンの組み立てに役立つもう一つとっておきの工夫を紹介します。
　歯科の講演時間は通常1時間半から2時間が標準なので、ともすると途中で少しだれ気味になってしまいます。これに対する対策をあらかじめプレゼンの構成に

図❼ 全体の流れを示すスライドを用意し、同じスライドを話の途中に繰り返し挿入する

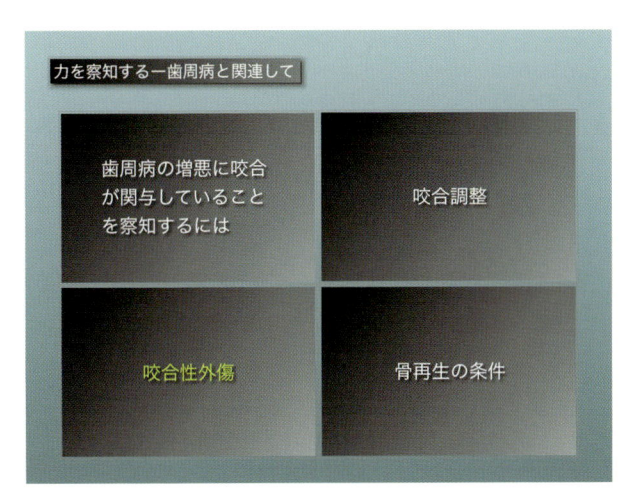

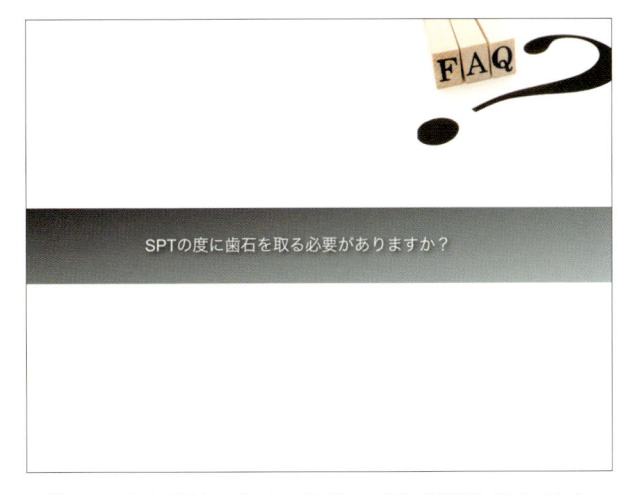

図❽ テーマや小項目をトピックス式に扱い、あえて質問形式にしておく

反映させておきます。具体的には、**「各テーマの途中に想定質問を組み込んでおく」**のです。もう少しわかりやすく言うと、テーマや小項目をあえて質問形式にしておくのです。たとえば、同じテーマでも「痛くない麻酔について」というスライドではなく、「FAQ:どうしたら痛くなく麻酔できますか」で1枚のスライドにします。さらに、このスライドだけバックの色を変えて、より印象を際立たせます（図❽参照）。

こうすることで、不思議にプレゼンにリズムが生まれます。理由は、おそらくテーマを質問調にすることで、受講者が自分の日常をより連想しやすくなるのではないかと思います。ときには、そのような質問様式を次々と連発することで、どんどんと受講者を引き込んでいくことも可能です。

ポイントは、身近な題材を選ぶこと。簡潔に答えられるテーマに絞ることです。講演慣れした先生には自分のプレゼンをリフレッシュするテクニックとしても役立ちます。ぜひ参考にしてください。

ビデオ撮影で癖を発見する

講演時の私の悪い口癖は、「あの～」が多いことです。とくに講演開始時や質疑応答時、雑談時など、つまり即興性や緊張が強いときに「あの～」を連発してしまいます。頭や体をゆらゆらと左右に動かす癖も気になります。ひどいときは無意識でお尻のあたりを掻いていたりします。（笑）

なぜ私がそれを知っているかというと、あるとき、主催者が私の講演をビデオに撮って送ってくれて初めて気づいたのです。自分が講演している姿を見たときは正直愕然としました。もちろん、完璧にスマートな講演だとは思っていませんでしたが、それにしても酷すぎました。以来、できるだけ気をつけているのですが、なかなかうまくいきません。

人は「なくて七癖」とよくいいますが、これから講演の依頼が多くなると思われる先生には、できるだけ早い時期に講演の様子を**誰かにビデオに撮ってもらう**ことをお勧めします。とくに海外で研修された先生は、一度自分のビデオを見ることで、感嘆詞の連発など英語圏では自然な表現も、日本語ではかえって不自然な癖になってしまっていることに気づくはずです。

　これと関連して、受講者による録音、録画についてですが、昨今の個人情報事情からすれば、お断りするのが賢明でしょう。ただ、個人ではなく主催者側から正式な申し出があったときには寛容に対応してください。

　録音・録画を断る理由を講演のなかで触れるときには、ただ駄目というのではなく、「本音をお話しできないから……」と、ややくだけた口調で説明すると、納得していただきやすいだけでなく、当日"とっておきの秘密"が聴けるような期待感が高まって一石二鳥かもしれません。

離見の見（りけんのけん）

　これも前項と一部重複してしまうかもしれませんが、演者は常に**講演している自分とそれを見ている自分という二つの目**を意識しなければ、質の高いプレゼンは望めません。

　私はこのことを、世阿弥の「風姿花伝（ふうしかでん）」の解説書で初めて知りました。「風姿花伝」は俗に「花伝書」ともいわれ、能の創始者である観阿弥の言葉をその息子の世阿弥が後世の弟子たちに伝えるべく体系化したものです（最古の能楽書であると同時に、日本最古の演劇論ともいわれています）。

　その後、世阿弥は「花鏡（かきょう）」という書に、自らの芸得の神髄をおよそ20年にわたり書き連ねました。このなかにある言葉が「離見の見」です。せっかくですから、

原文を読んでみましょう。

「見所より見るところの風姿は、我が離見なり。しかればわが眼の見るところは我見なり。離見の見にはあらず。離見の見にて見るところは、すなわち見所同見の見なり。その時は、わが姿を見得するなり」(『花鏡』舞声為根より)

　　　観客から見た自分の舞姿、客観的に見た我が姿が離見である。他方、舞っている自分が見ているのは我見であり、離見の見ではない。離見の見で見ることは観客の見る目と一致した場合の自分の見る目であり、その時初めて自らの姿を悟るのである。

いかがですか。プレゼンと繋がりましたか？

実は「離見の見」は「見所同見（けんじょどうけん）」ともいわれ、観客席（見所）で見ている観客の目で自分を見なさい、という意味なのです。実際に世阿弥は、自分が舞台で能を舞っているときに、観客の目から自分の演技を リアルタイムで見ることができたといいます（もちろん、全盛期の読売ジャイアンツの川上の「ボールが止まって見えた」と同じような比喩だと思いますが……）。

また、これはネット情報ですが、メジャーリーガーのイチローが、常に自分の成績や記録に挑戦するうえで、「イチローという選手に対する見方は、僕が一番厳しかった」と言ったことがあるそうです。まさしく「離見の見」のよい例でしょう。**客観的に自分を見つめ、冷静に自分を評価し、足りないところを補う努力をしつづける**こと、これは何もプレゼンに限らず、日常生活においても大切な心構えかも知れません。

ちなみに「風姿花伝」も「花鏡」も長い間、観世宗家の秘本として一般に公開されることはありませんでした。多くの人に読まれ出したのは、明治42年に吉田

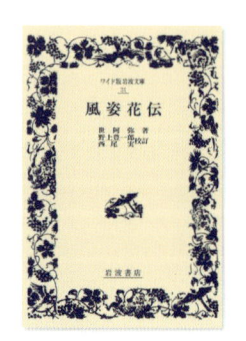

「風姿花伝」
岩波書店

東伍氏が学会に発表してからで、それまでは秘伝書としてその存在すらほとんど知られていなかったといいます。「奥段」と呼ばれる花鏡の最後の段には、「初心忘るべからず」という有名な言葉が"芸の奥義"として記されています。

ジョイント講演について

　ジョイント講演あるいは複数の演者と一緒のシンポジウムでは、まず相手を敬う気持ちが原則です。滅多にありませんが、どうしても敬えない人とのジョイントは、熟慮のうえ、依頼された時点で丁重にお断りしましょう。
　ジョイント講演では、パートナーの論文や著作にあらかじめ目を通しておくのも礼儀です。スケジュール的になかなか難しい場合が多いのですが、できれば主催者にお願いして、早い段階で打ち合わせ会を開いていただければより安心です。
　以前経験したことですが、ある県の歯科医師会で午前が私、午後が別の演者という講演会がありました。このお相手は著名な大学教授でしたが、前日の懇親会を欠席されただけでなく、当日の後半の開始時間ギリギリに到着して、ひとしきり「忙しい、忙しい」を連発したあと、担当者への挨拶もそこそこに講演が始まりました。一応礼儀としてその先生のお話を聴いてみたのですが、案の定まとまりはなく、独善的でとても聴くに耐えるレベルではありませんでした。その分野では大家と呼ばれ、立派な業績を残しておられるのに、実に不思議なことでした。
　分担講演であっても、直前に到着というのは、何かあった場合に主催者側に多大な迷惑をかけます。前日が無理な場合でも、早めに到着して、できれば前の講師の講演も拝聴するくらいの余裕がほしいものです。
　ジョイント講演を成功させる鍵は、**どれだけ他の講師と綿密な打ち合わせができるか**にかかっています。メールで頻繁に連絡を取り合いながら、ふたりの話がう

まく絡み合うように根気よく打ち合わせを行います。受講者からあらかじめ事前質問をいただいて、それについて最後のディスカッションなどで、丁々発止語り合えればおそらく最高の講演会になります。せっかく他の優秀な講師と語り合えるのですから、「この感動を聴衆と分かち合えれば最高！」というくらいのサービス精神で臨みましょう。きっとその経験は自分にとっても貴重な思い出になることと思います。

　逆に、このような準備がない**ぶっつけ本番のジョイント講演は必ず失敗する**と覚えておいてください。

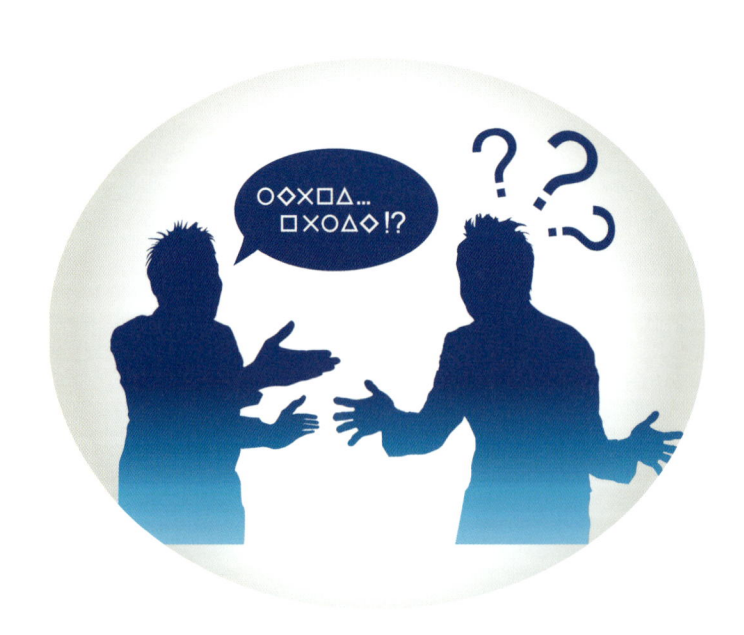

ライブは怖い、でも面白い

　もう時効なので、私たち（CDE：当時の名称は東京医科歯科大学歯科同窓会学術講演運営委員会）関係者しか知らない秘話を紹介します。それは20年以上前、同委員会が主催した記念講演会のことでした。テーマには当時話題の「歯周補綴」を選び、複数の講師と綿密な事前打ち合わせ行い、万全を期して開催当日を迎えました。数百人を収容する大きな会場でのイベントでしたから、講師たちはそれぞれに準備を重ね、最後のシンポジウムも平和裡に終わる予定でした。

　しかし、実はその裏側で、「そのような予定調和的なエンディングでは終わらせない」主催者側のもう一つの企みがあったのです。

　事前の打ち合わせの際に、各講師の治療指針に微妙な食い違いを感じていた運営委員会は、途中司会者を通して、その点について意図的に各講師に確認し、それぞれの考え方の違いをわざと際立たせるようにしたのです。

　この演出（？）が功を奏し、案の定、最後のディスカッションでそれについての熱いバトルが始まったのです。ある講師の発言に、俄然他の講師が反論し、それに対して会場から拍手が起こったり、ブーイングが聞こえたりと聴衆の興奮はいやがおうにも高まっていきました（それにしても、当時の歯科界は熱かったのですね）。

　司会者からの挑発的な問題提起、過激な発言の応酬、やり込められたと思われた講師からの思わぬ逆襲などでまさに会場は騒然、あわやというところで、重鎮の歯科医師の仲裁が入り、幸いこのシンポジウムは無事に良識的な収束を迎えることができました。

　主催者側としては、目論みどおりの進行に「してやったり！」の大成功。久々にライブでしか味わえないカタルシスを得て、そのあとの打ち上げはかつてないほどの盛り上がりを見せました。

　この話には後日談があり、当日、分の悪かった講師に次の日にフォローの電話を

入れたところ、思いのほか元気な声が返ってきて、「さすが一流は違うなあ」とほっと胸をなでおろしたことをよく覚えています。

このように、ライブシンポジウムがうまく行ったときには、書物や論文の何倍もの感動を参加者と分かち合うことができます。1テーマをさらに深く掘り下げることも可能です。その反面、仕掛けを間違えると、参加者が節度を失い、講師のプライドを傷つける結果にもなりかねません。「講演会は水もの」とよくいわれますが、この講演会ほどライブの怖さと面白さを体験させてくれた企画はありませんでした。

[附]

このときの司会者だった当時運営委員長の渡邉 滋 先生の見事な采配は、その後、私が講演の司会をするときの大いなるお手本になりました。司会者の役割は、会の進行と質問の読み上げだけではないのです。講師が言い足りなかったことを補ったり、受講者が聴きたいことを代弁したり、要点を確認したり、時には論旨の矛盾点に鋭く切り込んだりと、その講演会がより満足度の高いものになるような努力が必要なのです。これを負担ととらえないで、司会者だけに許された特権と考えられれば本物です。

司会をすることになったら、事前に講演のテーマについてしっかり勉強しておきましょう。この積み重ねが自身の向上に繋がるだけでなく、自分が講演する際の得難い財産になります。

エンディング・ムービー考

最近、たまたまエンディング・ムービーを延々5分以上流す先生の講演を聴きました。長いだけでなく明らかに感情過多で、学術や知的欲求とは無縁のものでした。実は私も以前、1日の講演の最後を締めくくる際に動画編集ソフトで作成した

ムービーを流したことがあるのですが、あとで冷静になってみると、明らかに感情移入が激しく、まるでよくいわれるような「深夜に書いたラブレターを翌日読んだような気分」になりました。そんな時間があったら、一つでも多く受講者の質問に答えたほうがよかったと、後で反省しました。

　講演のエンディングでは、映画のような意図された余韻は必要ありません。とくに1時間程度の短いプレゼンではNGです。どうしても入れたい場合には、1分以内でまとめることを原則としてください。観客は知識を深めるために参加しているのであって、エンディングで泣きたくて来ているのではないのです。

　もちろん、これにも例外はあります。1日講演や明らかに自分の固定ファンが多い講演会では、スマートなエンディング・ムービーがさらなる感動を呼ぶことがあります。でも、その際にもくれぐれも知的な興奮材料（たとえば、臨床哲学や心に残った本など）を入れることを忘れずに。くれぐれも感情に流されないように。ユーモアも忘れずに。

音響、照明など、会場の確認と器材の準備

　会場の設備については、実際に現場を見てみないとわからないことが多いものです。主催者ですら当日初めてのこともあります。何があっても対応できるように、最低限、レーザーポインターと携帯用簡易スピーカーは持参したほうがよいでしょう。とくに会議室などで行う比較的小規模のセミナーでは、会場に音響設備がないことが多いので、プレゼンに動画を使う場合にはマイ・スピーカーは必須アイテムです。

　よく、主催者から「パソコンはご自分のものを使いますか、それともデータだけ

お持ちになりますか」というような事前問い合わせがありますが、特殊なケースを除いて**プレゼンは自分のパソコンで**行いましょう。主催者側のパソコンを使うと、ちょっとしたスペックの違いでもうまくいかない可能性があります。準備を重ねたプレゼンほど、わずかにシャドウがずれただけでも気になるものです（図❾）。

細かいことですが、会場の大きさに比べ、トイレ（女子）が小さい場合には、休憩時間の混雑が予想されます。このようなときは、いつもより休憩時間を長めに取るというような心遣いが必要となります。

会場の照明設定に関しては、「前1/3はライトを消して、後ろ2/3は明るく」が原則です。後方部を明るくする理由は、会場の雰囲気を淀ませないためと、受講者がメモを取りやすくするための2点です。プロジェクターの感度（明るさ）によっても違いますから、当日会場に着いたらパソコン設定のときに適宜関係者に指示してください。エンド、ペリオ病変など、X線写真が多いプレゼンの場合には、前2/3を暗くするか、そのスライドのときだけ場内の照明をすべて落としてもらうか、きめ細かに調整します。

ちなみに、演者へのスポットライトは不要です（上部からなら可。正面からは禁……まぶしくて集中できない）。可能なら、演壇にメモや資料を確認するための手元ライトをひとつ用意してもらいましょう。

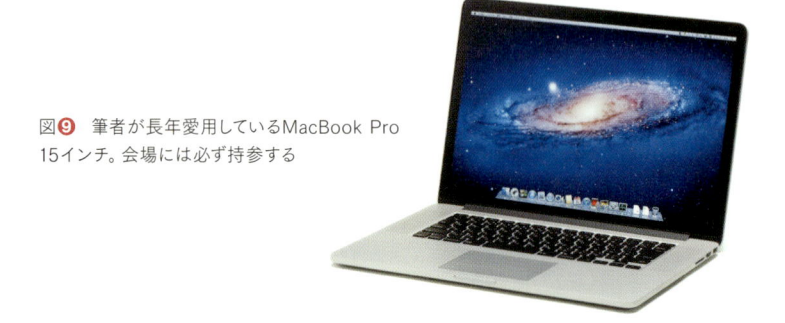

図❾　筆者が長年愛用しているMacBook Pro 15インチ。会場には必ず持参する

バックアップはPDFで

　最近ではさすがに少なくなりましたが、プロジェクターの調子が悪くて映写できないことや、持参したノートパソコンとのケーブル接続がうまくいかないことがあります（実際に2度ほど経験しました）。運が悪いと直前に自分のパソコンが故障することもあります。

　そのようなトラブルに備え、**当日の講演データをSDカードなどにコピーして持参しておく**と安心です。プレゼンソフトには書き出し機能がありますから、一番再現性の高いPDFファイルで書き出しておくのがよいでしょう。このファイル形式なら、通常MacでもWinでも、あるいはどんな種類のコンピュータでも開けます。PDFのスライドショー機能を使って映写します（この場合、音声やトランジションは無視されます）。

　さらに事前の打ち合わせで、主催者に動作確認済みの予備のパソコンを用意しておくようにお願いしておけば万全です。Keynoteにはアニメーションや動画も含めてプレゼンそのものを動画ファイルに書き出すという機能もありますが、主催者側が用意したパソコン上で動く保証はありません。

講演資料はできるだけ詳しく

　講演テキストは、できるだけ詳しいものを提供します。文章中心のテキスト形式が一般的ですが、ときには講演スライドをそのままハンドアウトして、それをレジメとして使っても大丈夫です。このほうが作成の手間が少ないだけでなく、講演の

進行順になっているのでわかりやすく、かえって受講者に喜ばれるかもしれません（もっとも、早い段階で当日のスライドを準備しなければならないという難点はありますが……）。

講演中に使う言葉で、受講者には少し難しいかな、と思われるものに関しては、それらをまとめて**キーワード集を作っておく**と、いちいち講演中に詳しく説明する時間が省けて便利です。

以前にメールなどで答えた質問があれば、それを保存しておいて、ある程度たまったら**Q&Aという形でまとめておきます**。おおむね似たような質問が多いので、これをあらかじめ受講者に配布しておくと、何かと重宝します。

たとえば、少し複雑な内容や、細かな器材の名前などについては「Q&Aに詳しく書いてありますから、それをご参照ください」の一言ですみますから、これでかなりのストレスが軽減できます。

有料講演会と無料講演会で配布資料に差を付ける講師がいますが、多少は許されても私は基本的に賛成できません。

講演タイトル・講演細目

講演タイトルについては、さまざまな考え方がありますが、「……の基礎と臨床」のような月並みなタイトルは避けたほうが賢明です。タイトルはいわば講演の「顔」ですから、多少羊頭狗肉でも、知恵を絞って**「それを見ただけで聞きたくなるような魅力的なタイトル」**を考えましょう。その際に、東京医科歯科大学同窓会が主催しているCDEのタイトル群が大いに参考になるはずです。CDEではタイトルの文言をひねり出すのに、講師と共に何時間もディスカッションすることも珍しくありません。それほどタイトルがもつアピール力を重要視しているということでしょう。

それとは対照的に、**講演細目ではアピール力よりも具体性や固有のキーワードを優先**します。例えば、「プロケアの重要性」よりも「PMTCで歯肉縁上を攻める」のほうが優れています。細目を読み進むことで講演内容が具体的にイメージできることを重視します。

その他、諸々のこと

　総論の締めくくりとして、直接プレゼンとは関係ないのですが、いままで書けなかった注意点を列記します。以下、常識的なことも多いのですが、念のために……。

前日の懇親会は、本番の予行練習

　交通事情などのトラブルを避けるために、できるだけ講演の前日に現地入りしましょう。前夜の懇親会には必ず出席します。そこで、次の日に何を重点的に話したらよいか、さまざまな先生あるいはメーカーの人たちの意見を聞きながら情報収集します。懇親会では飲みすぎに注意。主催者へのねぎらいの言葉も忘れずに。

担当者への手みやげを忘れない

　歯科医師会主催の講演会では、たいていの場合は学術委員のお一人がお世話をしてくれます。事前の連絡や当日の接待などさまざまに気を遣ってくれる場合が多いので、その先生のためにちょっとした手みやげを忘れないようにしましょう。講

師は謝礼をいただけますが、担当の先生は基本無償で仕事をされていますから、そのくらいの心遣いは礼儀と心得てください。

各メーカーにサンプル、パンフなどの提供をお願いする

　自分の講演内容に関連する器材や商品について、各メーカーにサンプル、パンフなどを提供していただくと、受講者に喜ばれるだけでなく、メーカーにとっても販促に繋がり一石二鳥です。この際に気をつけることは、製品が一社に偏らないこと、できるだけ早い時期に各社に依頼すること、送付先を統一すること、主催者に参加者数の連絡および袋詰めなどの作業をお願いすること。

メーカー主催の講演会では他社製品の紹介はできるだけ避ける

　メーカーによっては寛容なところもありますが、原則他社製品の紹介は避け、そのメーカーの製品を主体に講演内容を組み立てます。同社に競合製品がない場合に限り、あらかじめ講演に組み込む了解を得ておきます。テキストには他社製品を記載してはいけません。ちょっとしたことですが、結構大事です。

講師謝礼の確認

　滅多にないことですが、主催者側が講師謝礼の支払いを忘れることがあります。講師謝礼は、講演後に現金でいただく場合と事後に口座に振り込まれる場合があり、ともすると、いただいたかいただかなかったかこちらもわからなくなってしまいます。とくに講演後は疲れきっていますから、現金の授受自体を失念してしまうこ

ともよくあります。帰宅後に必ず確認する習慣をつけましょう。現金はすぐに袋から出さないで、別のところにストックしておくようにすれば、後に確認することができます。

　稀なケースとはいえ、お金のことは後から問い合わせしにくいので、気をつけてください。実際、私の場合、過去2回ほど支払いがなかったことがありました（実は私も忘れていました……笑。もちろん、主催者側に悪気があったわけではないのですが……）。

事後のお礼状

　これもなかなか意識しないとできないことですが、講演後にはお世話になった担当者あるいは団体の代表者（歯科医師会長等）に礼状を出しましょう。筆無精な先生でもお礼のメールくらいは送るように心がけてください。

　とくに歯科医師会主催の場合は、地区にとっての一大イベントですから、学術担当の先生の心労は計り知れないものがあります。多くの人たちの尽力があってこその講演会の成功だということをくれぐれも忘れないように。

開催地の地理を事前に確認する

　どこというのははばかられますが、事前に開催場所の確認を怠ったためにつらい思いをしたことがあります。診療を少し早めに切り上げて、夜の便で開催地に飛んだのですが、実は開催地は空港からさらに電車で2時間もかかるところでした。現地についたのが夜の10時半。私の疲労はピークに達し、現地の先生の歓待やせっかくのご馳走もほとんど無駄になってしまいました。しっかり地理がわかっていれば、もっと余裕をもって早く出発したのですが……。こちらの認識不足で本当に申

しわけないことをしました。

　教訓。開催地はあらかじめ詳しく調べておくこと。講演の受諾は体力と相談して……。

講演の前1週間は節制する、すべてに余裕をもって行動する

　私はこれまで全国各地で数多く講演していますが、一度も穴をあけたことがありません。これは自分でも自慢の一つです（運もよかったとは思いますが……）。

　講演が講師の体調不良で直前にキャンセルになったという話をときどき耳にしますが、これは主催者だけでなく、受講者にも多大な迷惑をかけます。したがって、講演を引き受けた瞬間から大きな責任が生じたことをしっかり自覚してください。

　講演2週間前くらいになったら、できるだけ人ごみを避け、外出時はマスクをすること、帰宅時には手洗いとうがいを欠かさないこと、深酒、夜更かし、旅行、過度なスポーツなどは避けること。冬場はインフルエンザの予防接種を受けること。

　この20年間を思い起こせば、体調には随分気をつけていたつもりなのですが、それでも講演時に風邪を引いたり、ぎっくり腰になったり、腎結石になったりと、いろいろなことがありました。新潟の大地震のときに上越新幹線に閉じ込められたこと、開始時間を勘違いして開始直前に会場に駆け込んだこと、行きの電車の中に新調したばかりのスーツの上着を置き忘れたこと、指定の新幹線や飛行機にぎりぎりで飛び乗ったこと。そのすべてがいまとなっては懐かしい思い出です。

　もちろん、楽しかった思い出も数えきれないほどあります。各地で出会った担当の先生には例外なくよくしていただきました。とくに印象深いのは、2012年名古屋でのジョイント講演で、山本浩正先生に還暦祝いのサプライズ演出をしていただいたことです。一生忘れられない感動でした。いまは、生涯の講演活動を通して出会ったすべての人たちに、心から感謝しています。

準備と努力は裏切らない

　以上、「プレゼンの基本」についてご理解いただけましたでしょうか。いろいろと細かく述べましたが、要は、「**本講演に向かって周到な準備を重ねる**」の一言に尽きます。

　NHKのプロフェッショナルという番組で、同時通訳の長井鞠子さんが、70歳を超えたいまでも会議の前に単語帳を作って周到な準備をする、と言っていましたが、彼女くらい定評のあるベテラン通訳でも努力は怠らないのですね。まさにプロフェッショナルだと感動しました。「準備と努力は裏切らない」という言葉は、彼女の信条と紹介されていました。良い言葉です。

　私たちはもちろんプレゼンのプロではないので、ときに言葉に詰まったりすることもあろうかと思いますが、そんなときこそ事前にどれだけ準備したかが聴衆に伝わります。不思議なもので、プレゼンというのはスライドを通して演者の"想い"までもが投影されるようです。たとえ訥々とした口調でも、そこに伝えたい想いが込められていれば、口先だけの飾った饒舌よりも何倍も聴衆の心に響きます。そして、その"響き"こそがその日まで積みあげた準備と努力の賜物なのだと思います。

COLUMN プレゼン余話

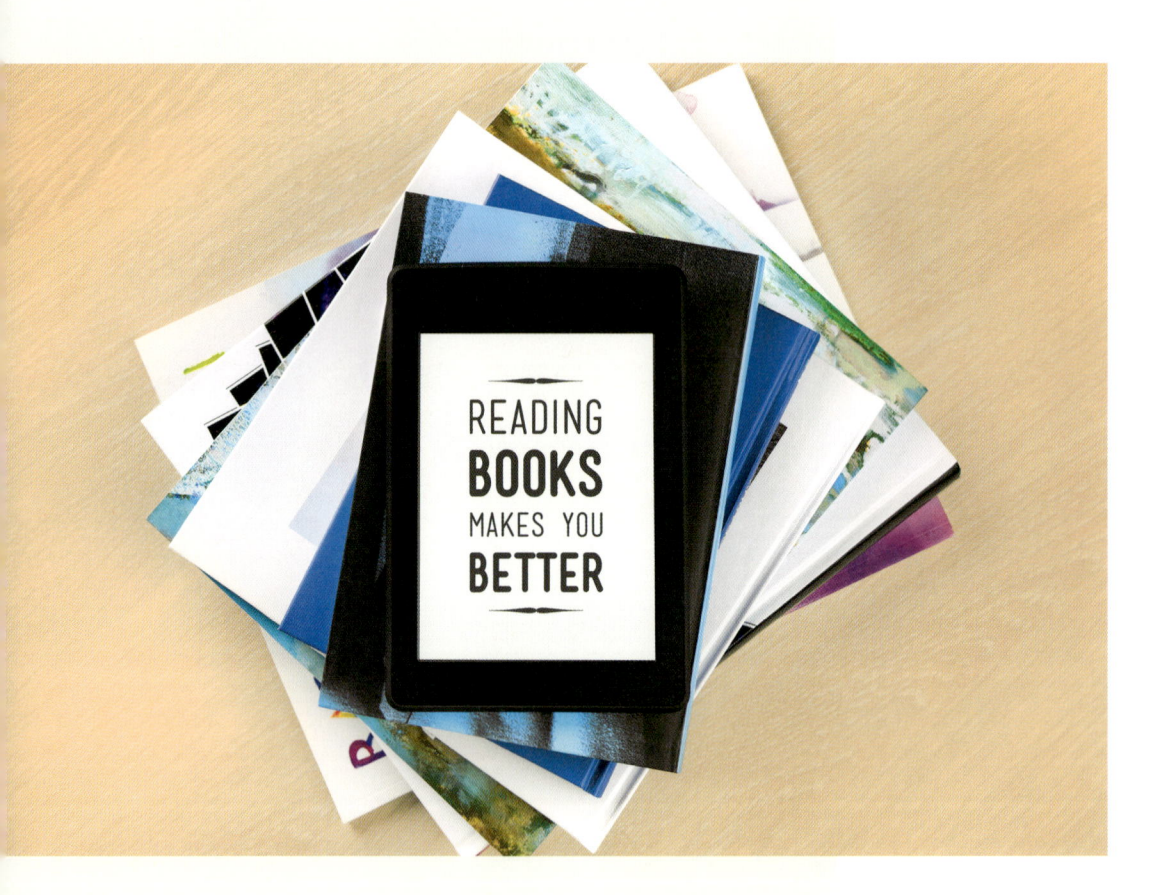

プレゼン余話

●

渡邉 滋 先生の一言
人生を変えた言葉 ①

　30年ほど前のある勉強会のあと、大先輩の渡邉 滋 先生からこんなことを言われた。**「内山君、そのネクタイじゃよい治療できないよ」**。若い私にはその言葉の意味がまったく理解できなかった。唐突な喩えに反発すら覚えたものだ。それでも、当時から先生の臨床の素晴らしさは群を抜いていたから、私は度々六本木の診療室を見学させていただいた。

　その言葉を理解したのは、しばらくして先生がボードリヤールの消費記号論について熱く語ってくれたときだった。「高度な消費社会において人が求めるものは、モノそのものの使用価値ではなく、商品に付与された記号（ブランド）である。歯にも「機能」以外に「審美」という別の記号がある。噛めることは最低条件、患者さんは美しさも求めているのだから、歯科医は美に対してもっと鋭敏でなければならない。つまりおしゃれも大事ということ」。なるほど、「ネクタイと歯科」の関係って、このことだったのかぁ。

　この例に限らず、博識な渡邉先生の言葉は、ときとして大きく飛躍する。しかし、その背景には独特の哲学があって、いったんツボを知ってしまうと、その魅力にすっかりはまってしまう。「本物はわかりやすい。とにかく平易な表現を心がけなさい」、それが先生の口癖だった。冒頭の喩えも、歯科の現在を少しでもやさしく理解させたい工夫だったのだ。

　先生曰く、「歯科医は思想や哲学を理解しなくてはならない」。「絵でも焼き物でも家具でも映画でも、まずはよいものを見なさい。そうすれば悪いものがすぐにわかるようになる。歯科の講演も同じだよ」。「とにかく本をたくさん読みなさい。患者さんと歯科以外の話題で盛り上がれることが大切」。

　渡邉先生の視点は、一見冷徹なようで実は優しく柔らかく、文学的な表現のなかに、身近な比喩や歯科医療の秘訣などが散りばめられていて、それを反芻することで私は歯科医師としてだけでなく教養人としての基礎を学んだと言っても過言ではない。

　実践的な臨床のテクニックについても多くを教えていただいたし、何よりも文章の書き方の基本について、一から指導していただいた。

　最初の出会いから随分長い月日が流れた。振り返れば、生意気盛りの若者によくぞ根気よく時間を割いてくれたものだと思う。感謝の言葉は言い尽くせないが、本書で再三述べている「わかりやすいプレゼンを…」は渡邉 滋 先生の受け売りであり、それをより多くの人に伝えるのが恩返しのひとつだと思っている。

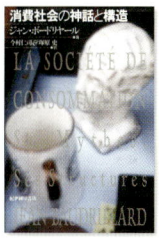

「消費社会の神和と構造」
今村仁司 他訳
紀伊國屋書店、1995.

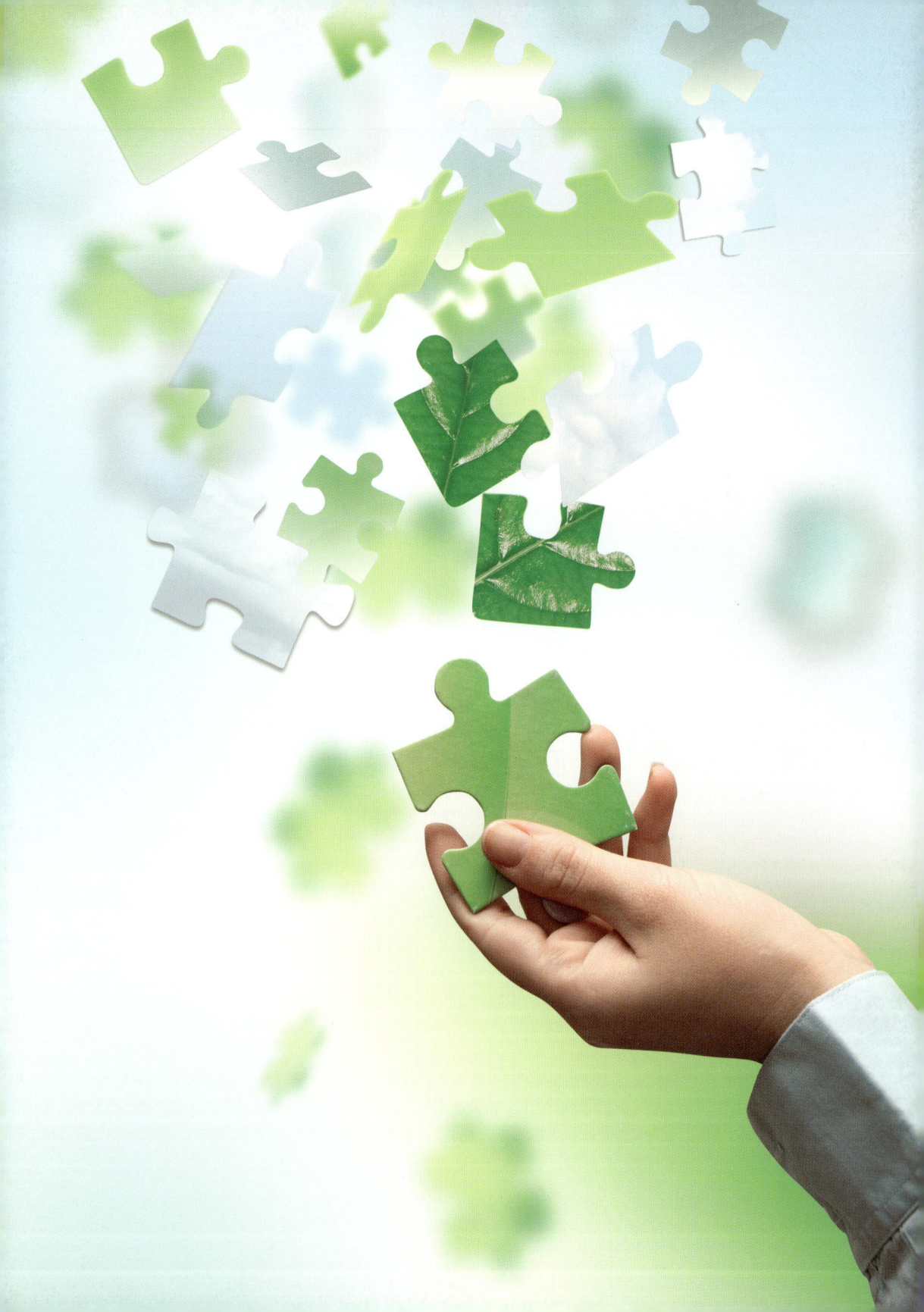

DENTAL PRESENTATION ▶ **SECOND STAGE**

第2部 ● 各論

第2部では、具体的なスライド作りとプレゼンの進行の仕方について詳しく解説していきます。内容は、私が実際に受講した講演会（約300回）で感じたことや、私自身のプレゼン（約400回）で心がけてきたことが土台になっています。あくまで一個人の見解ではありますが、すべての内容がこの700回の実体験から導きだされています。スライド作りや講演スタイルは感性に関わる部分が多いため、独断的な部分もあろうかとは思いますが、ご寛容にお読みただければ幸いです。

　スライド作りの大原則は、自分が後方の席に座った観客となることです。どうしたら読みやすくてインパクトのあるスライドになるか、工夫に工夫を重ねます。ある種の絵画や小説などもそうかもしれませんが、手を加えれば加えるほどよいものになっていきます。この作業は創造の楽しさに似ていますが、プレゼンの場合はさらにその後にお披露目が待っていますから、舞台演出などとも似ていて、そこで好評を得たときは本当にうれしいものです。

　せっかく与えられた機会ですから、常に観客の視線を意識して、適度な緊張を保ちつつ、時間の余裕をもってプレゼン製作を楽しんでみてください。

　なお、本書で紹介するプレゼンの製作には、Keynote というMac用のアプリケーションソフトを用いています。PowerPointでも同じような機能がありますから、ほぼ同様のことができますが、もしこれから始めようという方には、Keynote をお勧めします。文字の影 (shadow) の付け方やトランジション（画面展開）がさらにスマートになります。

　まず、メニューバーの「ファイル」から「新規作成」を選び、「ストーリーボード」（PowerPoint では「トワイライト」）というテンプレートを選択しましょう。スライドのサイズは、1024×768 に設定します。

バックグラウンドを統一する

　ある後輩の先生から、「内山先生のスライドはいつも美しくて感動するのですが、先日の講演でやっと秘密がわかりました」と言われたことがあります。その先生の分析では、秘密はバックグラウンド（以下、BG）にあるということでした。
　私の講演で用いるスライドは、原則としてすべてのBGが統一されています。当たり前のようで、これは実は意識してやらないと難しいのです。
　一般的に陥りやすい失敗は、単調なBGに自分自身が飽きてしまって、思いつくままにさまざまなBGを使ってしまうことです。とくに最近はプレゼンソフトにあらかじめ既製のBG（テンプレート）が付属していますから、ともするとときどき変更したほうが聴衆の受けがよいのではないかと思ってしまいます。
　しかし、原点に立ち返ればわかることですが、聴衆はプレゼンの外見よりもその内容に期待しています。めまぐるしく変わるBGはかえって集中が散漫になったり、目がちらついたりと、必ずしもよい印象のプレゼンになりません。
　原則は、少なくとも講演の本題部分は**BGを統一**しましょう。

バックグラウンドの色

　続いてBGの配色についてです。私の場合、色は濃いグレー系でそこに微妙なグラデーションをつけます（Keynoteでは「ストーリーボード」または「グラデーション」、Powerpointでは「ストーリー」または「トワイライト」というテンプレート）。
　これまでさまざま試してみましたが、やはり最後はこれに落ち着きました。このBGの上にもう一回同色系のBGを重ね、1スライドを大きく2分割します。
　こうすることでテーマを際立たせたり、それに説明を加えたりすることが可能となります。もちろんその必要がない場合には、重ねたBGを削除します（図❶）。

図❶

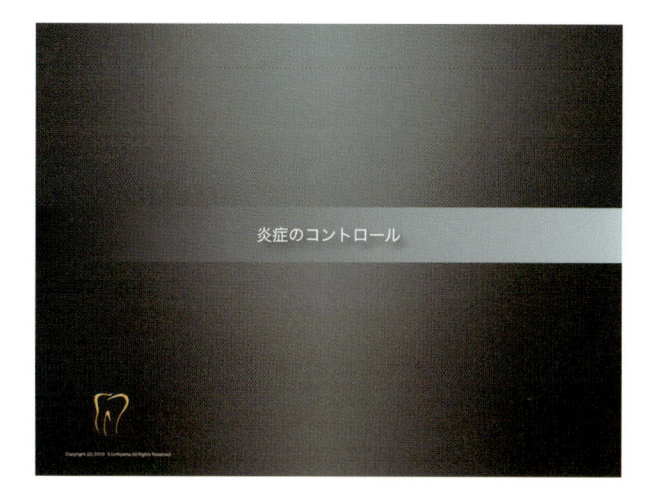

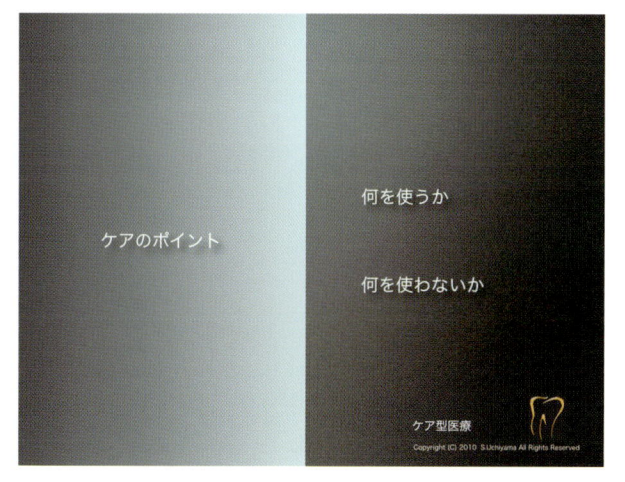

解説が長くなる場合や、箇条書きはどうしても文字数が多くなりますから、ともすると見にくくなります。これをすっきりまとめるには、文字列にさらに同色系の枠を付け加えます（図❷）。

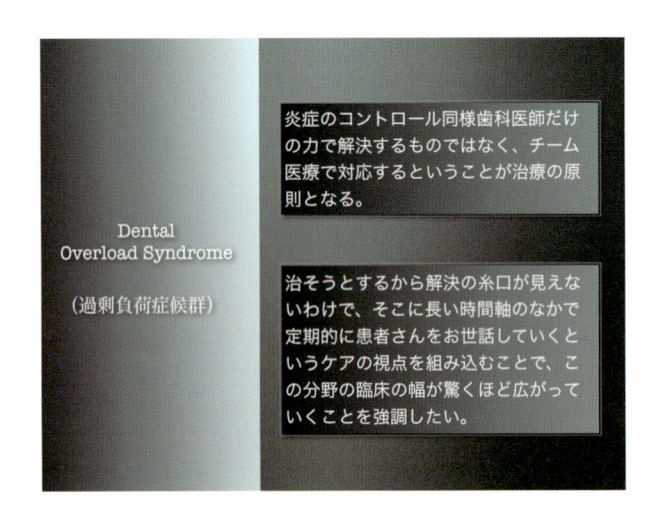

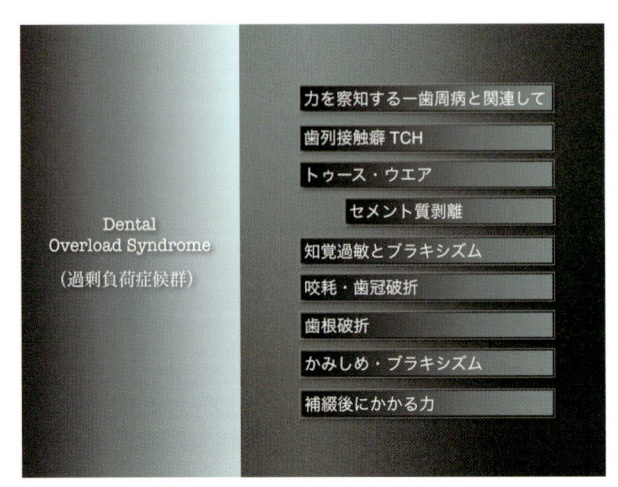

図❷

講演がいくつかのテーマに別れている場合や、途中で質問（FAQ）、文献考察などを挟み込みたい場合などでは、そこだけBGを変えます。その際のBGは白バックで統一します。BGの明度が大きく変わることで、聴衆の頭のスイッチを視覚的にも切り替える効果があります（図❸）。

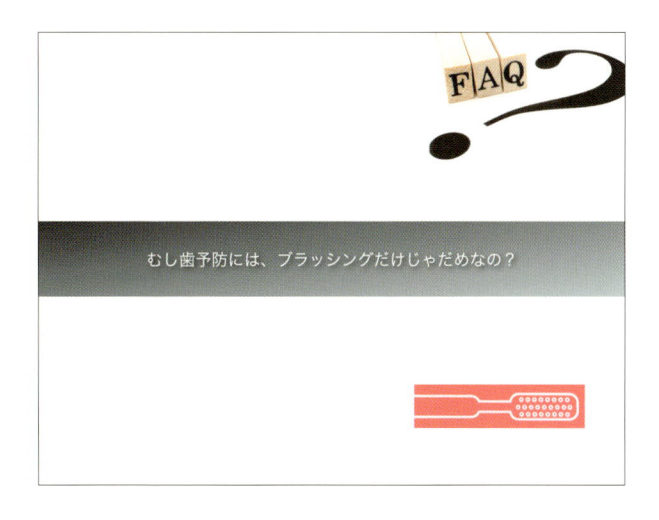

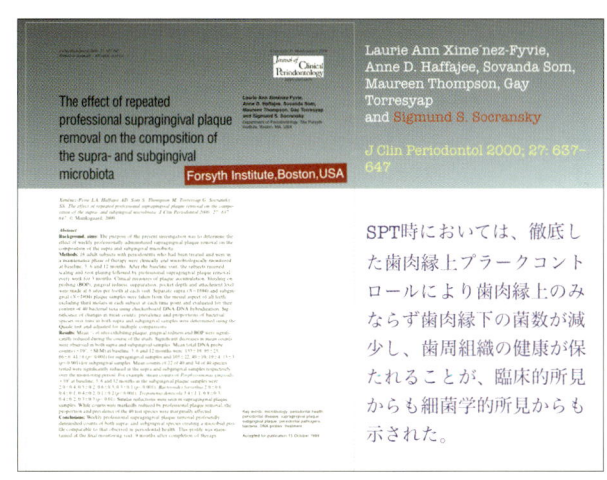

図❸

図❹

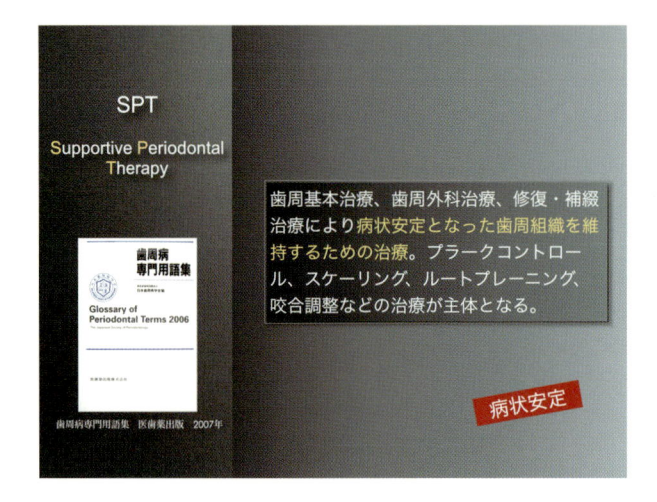

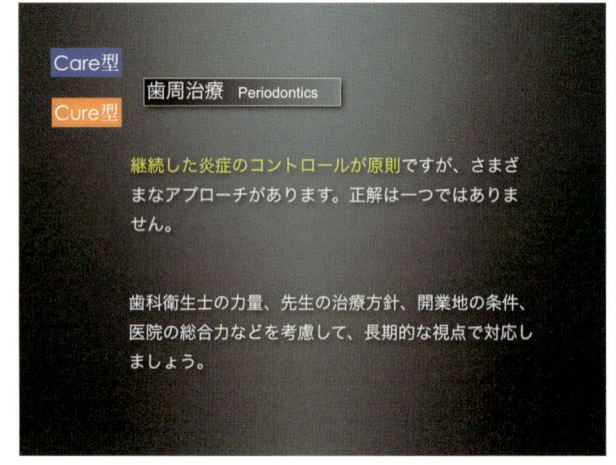

文字色は3色以内で

　文字色はBGの補色で……、などとよく言われますが、前項で述べたBGなら基本白文字で大丈夫です。一部の文字を強調したいときには、明るい緑色か黄色を用います。さらにそれに関するキーワードや解説などを付け加えたいときには、プレゼンソフトのビルドイン（アニメーション）というエフェクトを使って、時間差表示させます（その部分だけ文字枠内を塗りつぶすと一層見やすくなります）。

たまに何色もの文字色を使う人がいますが、これはかえって見にくくなるので禁忌です。原則は1枚のスライドに3色と覚えておきましょう（**図❹**）。

　もう1つ悪い例としては、BGと同系色の文字を使ったり、赤系の文字を使うとスライドが見にくくなります（**図❺❻**）。

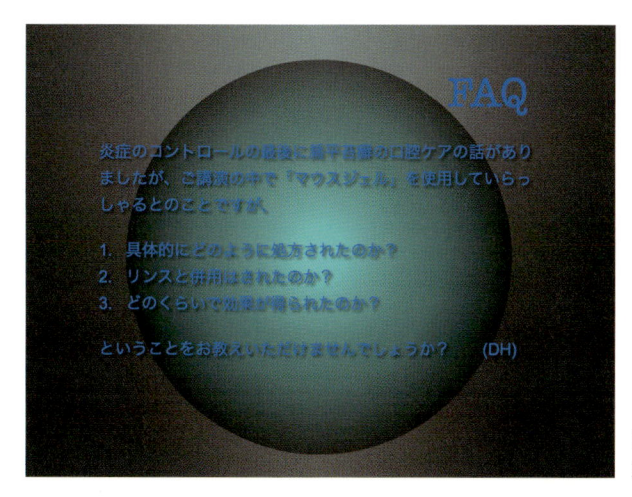

図❺　BGと同系色の文字色は見えにくい

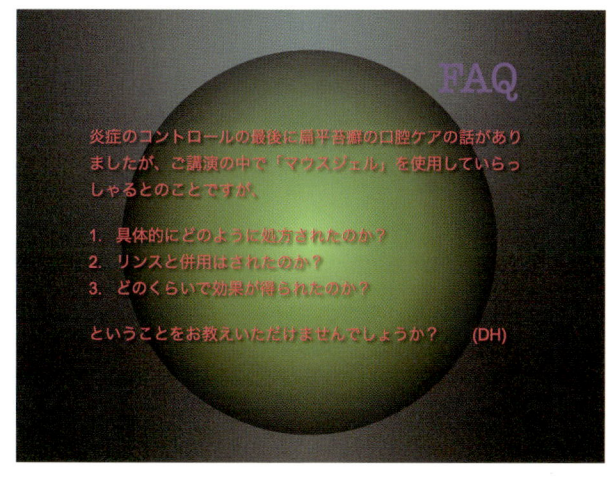

図❻　濃いグレーのBGに赤・紫系の文字色は見えにくい

文字の大きさと文字数

　以前アナログの時代に、ブルーバック白抜き文字のスライドを使って話をしていたある講師が「文字が小さくて後の人は見えないかもしれませんが……」と言ったところ、前列の人が「ここからも見えませんが……」と皮肉ったという話があります。(笑)

　1枚に情報量を詰めすぎてしまうと、えてしてこのようなことが起こります。さすがに現在は、文字だけでスライドをぎっしり埋めるということは誰もやらないと思いますが、フローチャートや表などを用いるときはどうしても文字が小さくなりますので要注意です。

　一般企業のプレゼンは、通常短時間でテーマが限られています。したがって、スライド画面をそのままプリントアウトして、明るい場所で資料見ながらプレゼンすることが多いので大丈夫ですが、歯科の講演では、基本的に会場が暗くスライド枚数も多いので、文字数の多いスライドが続くと質の低いプレゼンになってしまいます。

　これに関連して、文字の大きさにも配慮が必要です(図❼)。遠くから見える文字の大きさの限界は1024×768のスライドフォーマットで24ptと覚えてください。それ以下の文字は基本的に飾り文字またはメモ(引用文献等)になります。

　デフォルト(基準)の文字の大きさは、30から36ptが適切です。これなら聴衆の視覚に自然に入っていきますから、読み上げる必要はありません。逆に24pt周辺の文字が多いときには、後ろの人のためにゆっくり読み上げたほうが間違いなく伝わります。

　スライド作成中は、メモ書きの代わりについあれもこれもと1スライドに詰め込みたくなりますが、最近のソフトには聴衆に見えないnote機能(読者のメモ書き)が付属していますから、もし不安な場合にはこれを利用して、メインスライドは要点

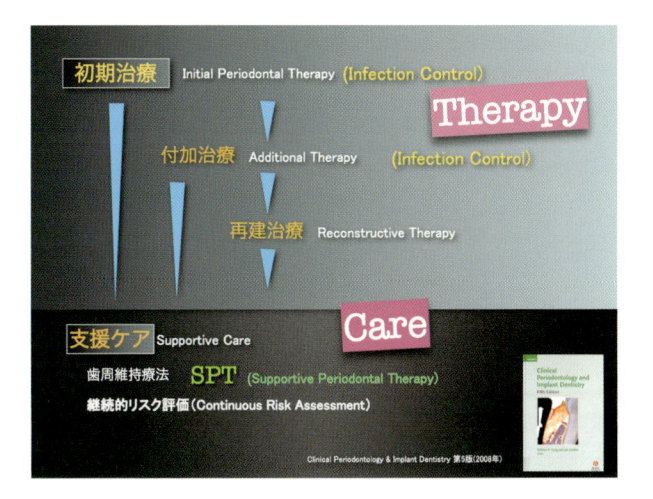

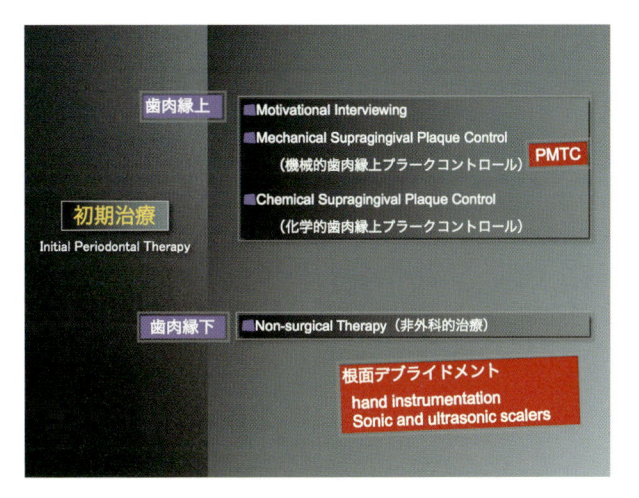

図❼ 文字の大きさはこのくらいが限界。最初からすべてを映すのではなく、ビルドイン機能を利用して時間差で解説する。文字数が多い場合や、表、フローチャートなどは、プリントした資料を配布しておき、それを見ながら説明するとよい

だけを必要最小限にするよう心がけましょう。

　なお、どうしても長い文章を引用したい場合には、文章をそのまま配置するよりも、**段落ごとに適度の行間を開ける**と読みやすいスライドになります。また、その文章がテキストのどのページに書いてあるか、あらかじめスライドに記載しておけば、受講者が手元のテキストで文章を確認することができます（**図❽**）。

　繰り返しますが、文字数の多いスライドで長々話すことは厳禁です。早口、早送りにもくれぐれも注意しましょう。

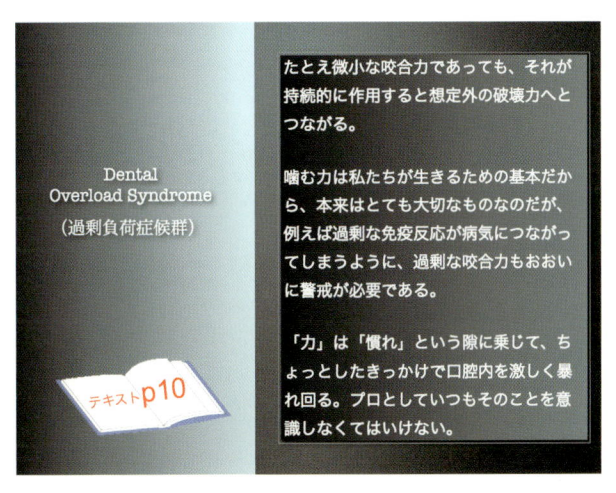

図❽　文字が多い場合、上より下のスライドのほうが読みやすい。テキストの参照ページを付記しておけば、参加者が手元で資料を読むこともできる

フォントはテーマで統一する

　フォントを明朝体にするかゴシック体にするかはかなり重要です。私の場合、厳密ではありませんが、文献の引用などの文章系は明朝体、項目・強調文字などはゴシック体といったように、テーマにより使い分けています。
　これ以外に、思いのほか講演に向いているのが隷書体です。これは漢字、ひらがなとも柔らかい雰囲気が出るので、たとえば会話文などを再現するようなときに便利です（図❾）。

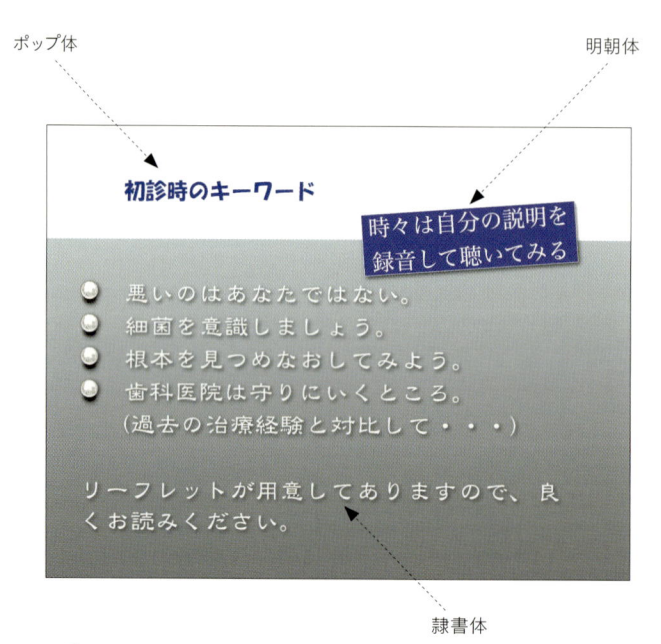

図❾　和文字の各種フォントの例

欧文文字はHelveticaが見やすく無難です。TimesあるいはCentury Gothic
などの"おしゃれ文字"はタイトルや小項目などに限定して用います。

Helvetica Roman
I unify the fonts on a theme.

Times
I unify the fonts on a theme.

Century Gothic
I unify the fonts on a theme.

Keynoteはもともとプレゼン向けにできていますので、私は比較していませんが、PowerPoint派には以下のインターネット情報が参考になるかもしれません。

「P」フォントは、文字間のバランスがよくなりキリットして見やすくなるといわれています。通常のフォントは、文字の横幅がそれぞれの文字によって異なりますが、プロポーショナルフォントを使用すると体裁のよい文章が作成できます（日本ユニシス株式会社 ラーニンクサービスセンター」HPより）。

迷ったときは、MS P ゴシックで統一します。よい意味でも、悪い意味でもクセのないフォントですから、大きくはずすことはありません（プレゼンマスター：パワーポイントの裏技解説」HPより）。

トランジションで
プレゼンを演出する

　プレゼンソフトでは、画面と画面の切り替わりのことをトランジションと呼びます。このトランジション機能をうまく使うことでプレゼンの質を高めることができます。ただし、これも文字色と同様に過剰に使用しないことがポイントです。
　トランジションの基本は「ディゾルブ」を使います。継続時間はデフォルトの1秒ではやや緩慢な感じになりますので、0.5から0.75秒が適切です。ちなみにトランジションなしに設定すると、瞬時にスライドが切り替わります。通常はこの「トランジションなし」か「ディゾルブ0.5秒」の2つで十分ですが、もしテーマが大きく変わるときなど、次のスライド画面をとりわけ目立たせたい場合に限って、「キューブ」や「ページ送り」などの特殊なトランジションを用います。
　プレゼン製作時には、トランジションの種類が多いほど変化が出てよいように感じるものですが、前述したように使いすぎると聴衆が画面の変化について行けずに混乱してしまいます。くれぐれもご注意ください。

マジックムーブ

　マジックムーブはトランジションの一種で、Keynoteにだけついている機能です。これを駆使することでプレゼンを格段にパワーアップすることができます。前項で述べたようにトランジションの乱用は逆効果ですが、このマジックムーブだけは例

外です（この機能を使いたいだけの理由でWinからMacに切り替えたという話もあるくらいです）。

　文章で説明するとややわかりにくくなりますが、要は前スライドの画像や文字を次のスライド画面に位置を変えてそのまま継承できるという機能です。まるで文字などのオブジェクトが飛んだように見えます。画面全体の変化ではなく、文字列や写真のみの移動なので、多用しても意外にうっとうしくなりません。私の経験では、最大1/3くらいの画面転換にこの機能を使ってうまくいったことがあります。

　マジックムーブの時間は慎重に決めます。デフォルトは2秒ですが、移動させる文字数や距離（位置）によりそれが速く感じる場合と遅く感じる場合があります。できれば0.25秒単位で細かく調整しましょう。

　画像のマジックムーブの場合は、次画面で同じ画像を大きくしたり小さくしたりすることもできます。

　この機能を使った裏技を1つ紹介します。

- まず、紹介したい文献の画像（①）を用意します（スキャン画像でもOK）。
- 次に、そのなかで強調したい文字列だけを切り取った画像（②）を別に用意します。
- スライド画面に文献の画像①を貼り付けます（この時点では聴衆は文字が小さくて読むことができません）。
- その上に②をうまくサイズが合うように縮小して重ねます。これで1枚目のスライドは終わりです。
- 次に、このスライドをコピペ（コピー&ペースト）してまったく同じ2枚目のスライドを作ります。
- 2枚目のスライドの②の画像を画面いっぱいに拡大します。これで完了です。
- 最後に、1枚目のスライドの切り替わりに、マジックムーブで2秒のトランジションを設定してください。

　いかがですか。2枚目のスライドで強調したい文字列が拡大して、よりいっそうわかりやすく文献のポイントを強調することができました。

マジックムーブは文字どおりマジック機能なので、使いようによってはプレゼンの進行に絶大な効果を発揮します。以下のURLにいくつかの実例を公開していますので、これらを参考にしながらさまざまに工夫してみてください。

http://www.asahi-net.or.jp/~IJ9S-UCYM/magicmove

レーザーポインターの使い方

　初心者が最初にやってしまう失敗の1つがレーザーポインターの使い方です。ポインターを手にすると、まず誰もがとりあえず動かしたくなります。ちょうどナイフを手にすると、つい何か切ってみたくなる心理と似ています。しかし、やたらにナイフを振り回されても困るように、ポインターをやたらに動かされると見る人の目が回ってしまいます。とくに緊張しているときには、無意識で動かしてしまいますから注意してください。

　私もまだときどきやってしまうのですが、引用文やサマリーなどの文章を読み上げる際に、文字部分をポインターで追うのは聴衆にとっては大いに目障りです。最初の一部分をポインターで指して、あとはただ読むだけのほうがずっとスマートです。

　最悪なのは、わけもなくポインターをスライド画面上でグルグルとまわすことです。よほど意識しないと、まさかと思うような動かし方をしてしまうものです。経験の浅い人はとくに気をつけてください。

　最近は、レーザーポインターに「スライド送り」などのワイヤレスリモコン機能がついているものも増えてきました。余裕があれば、ぜひこの機能付きのマイポインターを持参しましょう。自分のものなら動作確認ができているので安心です。願わ

くば、少し高価ですが、光線が緑色のものを購入しましょう。赤色に比べて格段に見やすく、明るい会場でも安心して使えます。

　ポインターにスライド送りがついていると、つい壇上や客席をうろうろと動き回りたくなりますが、よほど話術に自身がない限り避けたほうが賢明です。そのようなスタイルは、一般的に日本の聴衆には好まれません。

　レーザーポインターには、手元でほぼマウスと同じような操作ができる多機能な製品も出回っていますが、操作が煩雑で講演に集中できなくなる可能性があるので、スライドの送り戻しだけの単純なものを選んで購入してください。

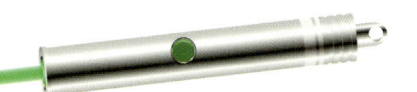

スクリーンを見ないで話す、楽しそうに話す

　前述のように、話しながら壇上を動き回るのは考えものですが、逆にパソコンの画面だけを見て顔を上げない人や、スクリーンだけを見て聴衆に一切顔を向けないのもいただけません。

　発表は話を聞いてくれる相手がいて初めて成立します。終始「誰に話をしているのか」を意識し、できるだけ**客席（聴衆）を見て話す**よう心がけましょう。

　これについては、河田 聡 著『論文・プレゼンの科学』（2010年、アドスリー社）という本によい文章が記載されているので、一部抜粋して引用します。

> 一番かっこいい講演は、スクリーンに目次だけ、あるいはタイトルだけしか書いていないプレゼンです。こうなると、聴衆の目はスクリーンにいかず、あなたを見つめることでしょう。そして、あなたの話に耳を立てて聞くでしょう。これであなたは聴衆の心を取り込むことができるのです。
>
> 私は、会場の誰かひとりかふたりを選び、その人たちを見ながら話します。全員を見ながら話すのは無理なので、熱心に耳を傾けてくれる人をひとりかふたりを選び、その人たちに語りかけるように話します。

　一番かっこいいかどうかはともかく、相手を見て話すということは確かにコミュニケーションの基本ですから、この文章はおおいに参考になります。私も最近は意識してそうしようと心がけているのですが（私の場合は会場の中央部付近に視線を合わせます）、これを行うためには、スライドの内容や順番が完璧に頭に入っていないとなかなか上手くいきません。

同書には「**楽しそうに話す**」という項目もあります。全く同感なので、ついでに引用しておきます。

> 「ねえ、みんな聞いて、聞いて！」という気持ちがもてれば、もっとプレゼンがよくなるのにと思います。自分が楽しくない発表は、他の人が聞いても楽しくありません。……楽しさを示せるよう発表を工夫してみてください。
> 　楽しそうな講演には、みんな耳を傾けます。感情のこもらないプレゼントは眠気を誘います。せっかくたくさんの人に聞いてもらうのだから、自分なりの感激や興奮、気に入っている点を少しでも伝えられるように一生懸命語りかけましょう。

＊このスタイルの究極のプレゼンは、Apple の Steve Jobs氏がiPhone発売時に行った2007年1月9日の基調講演だと思います。何度見ても飽きることがありません。未見の方は、ぜひYou Tubeなどの動画サイトで確認してみてください。

場内音響、マイク音量はあらかじめ確認する

パソコンから音を流す場合には、会場の音響設備を担当者にあらかじめ確認しておきましょう。とくに大きな会場では、パソコンからマイクで音を拾う形式ではうまくいきません。パソコンのヘッドホン端子と会場のスピーカーをケーブルでつないで、さらに会場側の機器で音量を調節します。中くらいの会場でそれができないときには、ハンディータイプの小型スピーカーを持参します。

アニメーション効果の設定などで音を多用しすぎると、うるさいだけのプレゼン

になります。音の利用は"ここぞ"というときだけします。

　最近は動画を組み込むプレゼンも増えてきました。これにBGMやナレーションが入っているときには、コメントのタイミングをリハーサルしておくこと。マイクの音声とBGMがかぶると、壇上ではうまく行っているようでも、会場ではきわめて聞き取りにくい場合があります。

　ちなみに、**マイクはピンマイクよりもハンドマイクを選びます**。講演時間にもよりますが、プレゼンの内容により、普通の声で淡々と語る部分と大きな声で強調したい箇所があるはず。また、マイクの感度も会場それぞれで違いますから、自分の声の大きさで調節するよりも、マイクと口の距離で調節したほうが聴衆にはスマートに聞こえます。

　蛇足ですが、マイクをあまり口に近づけすぎると音が割れてしまいますからくれぐれも注意してください（これは初歩の初歩ですね……笑）。

画像やアニメーションは
フリーソフトで入手する

　休憩前には息抜きのためにアニメーション入りのスライドを1枚用意します。アニメーションは何でもよいのですが、動物やコーヒーブレイクなど、短い動画でしたらいかにも「ほっと一息」といった感じになります（下記URL参照）。

http://www.asahi-net.or.jp/~IJ9S-UCYM/coffeebreak

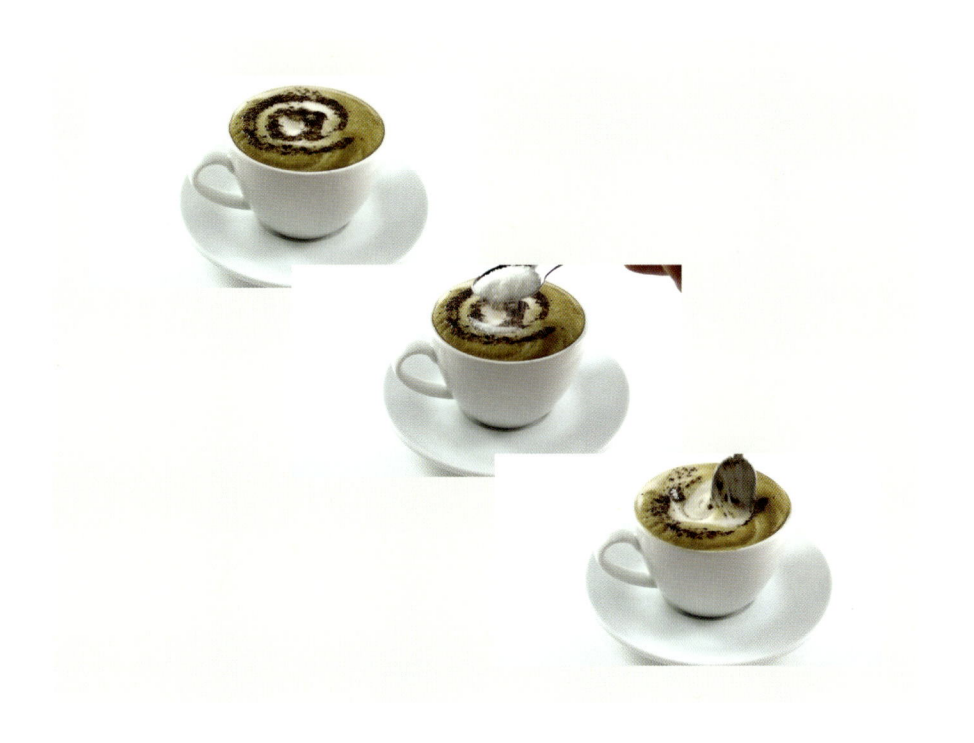

動画やイラスト、画像などは、有料のフリーソフト（ロイヤリティフリー）を販売しているfotoliaというサイトで入手します（下記URL参照）。

http://jp.fotolia.com

このサイトでは、まずカードでクレジット（fotoliaの通貨）を購入し、それを使って気に入ったフリー素材をダウンロードします。画像の大きさによって値段が違います。会員の手続きをしてからログインして、キーワード欄にたとえばteethとかcoffee breakと入力すると、実にさまざまな素材が提供されていますから、気に入ったものをとりあえずカートに保存しておき、後で予算と相談して、ほしいものだけ一括ダウンロードします。

著作権フリーですから、一回入手したものについてはプレゼンで何度使っても、それを院内パンフなどに流用してもまったく問題はありません。似たようなサイトはいくつかありますが、私の調べたところではFotoliaのコンテンツがもっとも洗練されているように思います（図❿）。

予算をかけたくないときには、Google検索などでお好みの写真やイラストを手に入れることもできますが、この場合には著作権への慎重な配慮が必要となります。

87

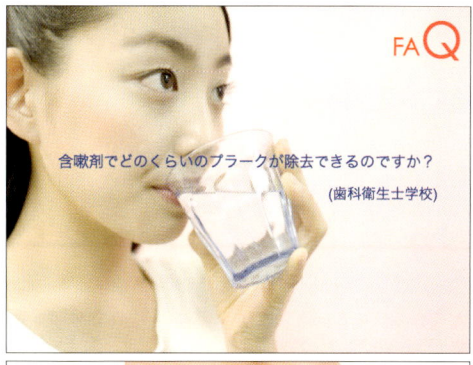

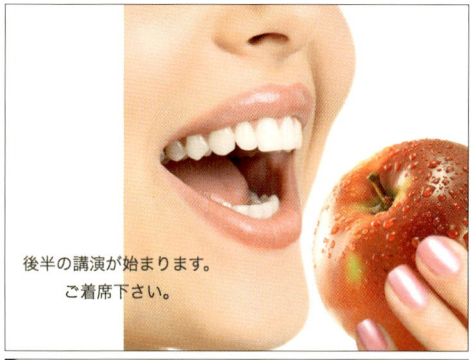

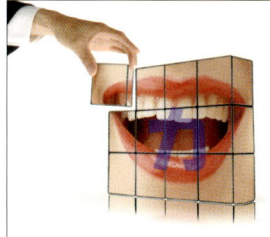

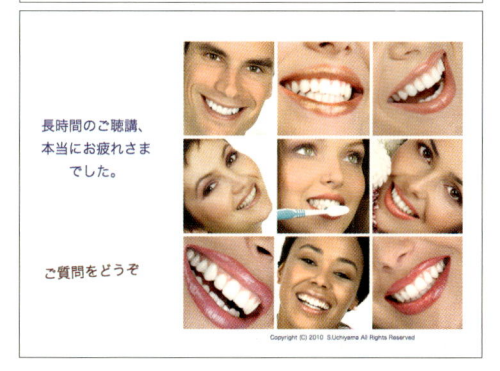

DENTAL PRESENTATION ▶ SECOND STAGE

図⓾　入手した画像は、Q&Aの背景、テーマの確認、講演の始まりや終わりなどのアクセントとして利用する

BGMや挿入イラストには
すべてに"意味"をもたせる

　たとえば、下図のようなスライドにBGMをつけたいとします。読者の皆様ならどんな音楽を選びますか？

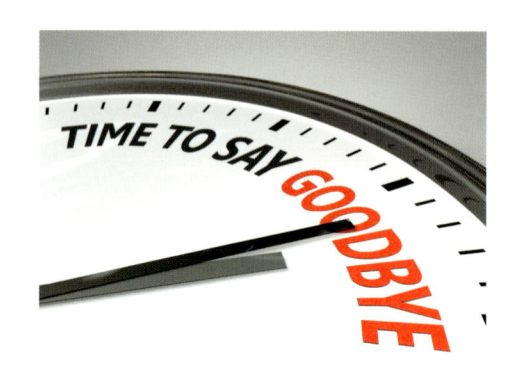

　「最後のスライドですから何か余韻をもたせて終わりたい。モーツァルトのソナタなどは無難だけれど、なにかもっと意味をもたせたい……」。そう考えて私はいきものがかりの「Yell」という曲を選びました。

　♪ サヨナラは悲しい言葉じゃない
　　 それぞれの夢へと僕らを繋ぐyell
　　 いつかまた巡り合うその時まで
　　 忘れはしない誇りよ　友よ　空へ

いかがでしょうか。「今日の講演を通して若い人たちにエールを送りたい。お別れするのはとても名残惜しいけれど、これがサヨナラではない。またどこかで皆さんとお会いできる日を楽しみに……」。そんな気持ちが伝わってきませんか？

　だからといって、講演のBGMとして歌詞や歌声はかえって邪魔になりますから、この曲をオルゴールに編曲したものを"音量を絞って"流したのです。この歌を知っている人には、きっと私の"想い"が伝わったことと思いますし、知らない人にとってもオルゴールの穏やかな音色は、それまでのプレゼンの流れを邪魔することなく静かな余韻を残したはずです。

　あるいは、終盤のスライドで「技と心と言葉のハーモニー」について述べたいとします。そのスライドに挿入するイラストとして、私は誰もが知っている「オズの魔法使い」の画像を選びました。ちょっとこじつけですが、「技・心・言葉」を「脳の無いカカシ・心の無いブリキの木こり・臆病なライオン」になぞらえたわけです。気づいた人だけ楽しんでいただければ……という気持ちで、あえて画像は40％の透明画像にしました（図⓫）。

　ケア型の歯周治療を解説した後に、基本の大切さを再確認するために故・中村勘三郎氏の言葉を引用したこともありました（図⓬）。

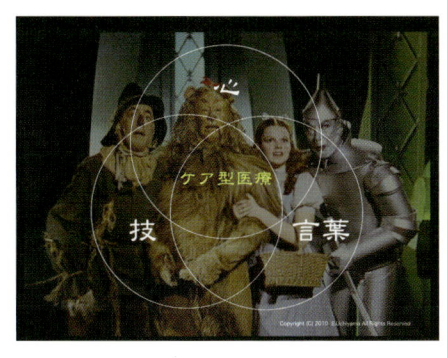

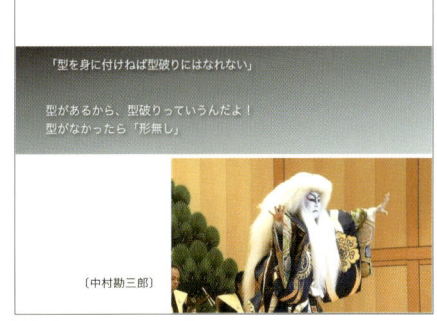

図⓫

図⓬

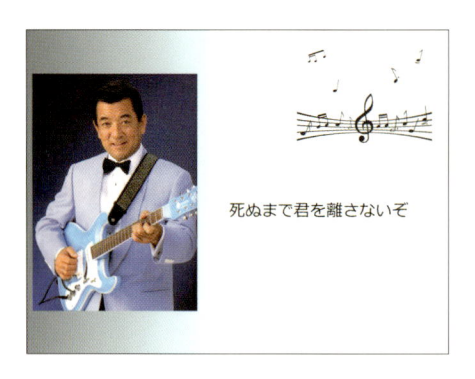

最近のヒットはこのスライドです。「根面のデブライドメントが正確に行えるDHが育ったら、ぜひ大事にしてください」という意味を込めて作成しました。難しいテクニックの解説の後にいきなり入るので、その瞬間に受講者の肩の力がフッと抜けて、笑いに繋がります。また、DHの人たちの今後のやる気にも繋がります。

　このように、プレゼン中の息抜きや雰囲気作りに使うイラスト、ミュージックには必ず意味をもたせるように工夫してみましょう。単調になりがちなプレゼンのアクセントとして役立つだけでなく、ちょっとしたユーモアで聴衆の笑いを誘う助けにもなります。

　もちろん、学術とは直接関係のない部分ですから、過剰にならないように。原則は「何気なく、さりげなく」です。

影（shadow）の使い方

　第2部の冒頭に紹介した「内山先生のスライドはBGがきれい」という後輩の言葉ですが、さらに続きがありました。「先生のスライドは影の付け方が微妙なので、さらにきれいなんですね」。

　私自身はとくに意識したことはありませんでしたが、言われてみると文字や画像の影（shadow）について相当気を使っていたことに気がつきました。影の色は通

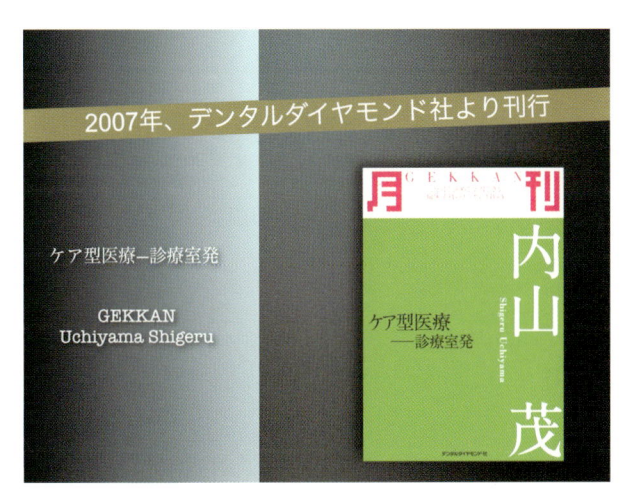

図❸　上（枠内文字：影あり、画像：影なし）、下（枠内文字：影なし、画像：影あり）。微妙だが、上のほうが見やすい

常黒なので、グレー系のBGでは本来必要ありません。しかし、よく観察してみると、グレーのグラデーションに白文字の場合、わずかに影をつけたほうが文字が浮き出て読みやすくなります。面倒でももうひと手間かけてみましょう。あまり文字と離れないように、わずかにつける。影は若干ぼかして、多少透過させて……（例：オフセット6px、ぼかし10px、不透明度75％）。

　いかがですか。それまで平凡だった文字が急に生き生きとしてきたでしょう。

　画像に影をつけるときもほぼ同様ですが、何にでもつければよいわけではありません。この辺はスライド全体の構成とも関わるので、図⓭の実例を参考に適宜工夫してください。

画像の保存は.psdで

　スライドに画像を組み入れる場合、通常のJPEG画像だと、画像の余白部が白くなってしまいます。白のBGでは問題ありませんが、グレーのBGでは画像が浮いてしまいかっこよくありません。Photoshopなどの画像編集ソフトを使って、JPEG画像を.psd形式に変換してからスライドに貼付けてください。

　実例を図⓮に示します。

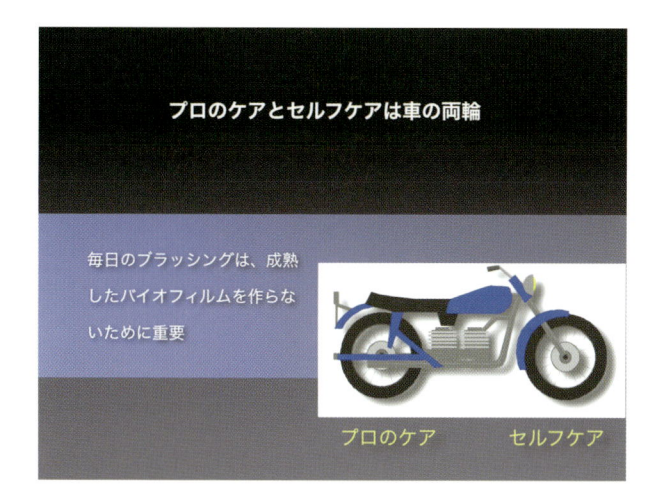

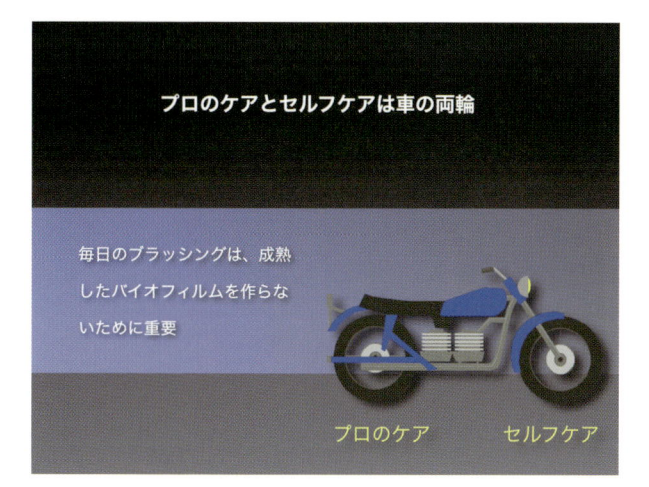

図⓮　上よりも下のほうが美しい。上スライドのオートバイはJEPG画像、下はpsd画像

規格写真にこだわる

　アナログ時代には、規格写真を撮るために、レンズ、フィルム、倍率、撮影ポジション、ミラーの位置、光量などをいつも同じ条件にする必要がありました。

　デジタル写真では、トリミングやレベル調整などで画像をいかようにも補正できるので、かつてのような厳格な技術は不要になりましたが、それでも経時的に同部位を1つのスライド内に並べてみると、微妙に角度や大きさが違ってしまいます。

　こんなときには、プレゼンソフト（Keynote）内のマスク機能を使うと便利です。以下、この機能について解説します。文章にするとやや面倒に感じますが、実際はそれほど難しくないのでぜひトライしてみてください。

　ここでは、5枚の大きさや角度の違う写真を規格写真に補正します。

　まず、メニューバーの「図形」から丸四角形を選択します。スライドに反映されたら、それを選択して、インスペクターの「位置と回転」項目で縦横比と大きさを決めます。この際、「縦横比を固定」のチェックを外してください（図⓯-1）。

　図形の形が決まったら、これを4回コピペ（コピー＆ペースト）し、5枚の図形を並べて配置します（図⓯-2）。

　次に、規格写真にしたい画像を1枚ずつ各図形の上に重ねます。これで画像がマスキングされました。この段階では、画像の大きさや傾きがバラバラになっています（図⓯-3）。

　補正したい画像にカーソルを合わせ、ダブルクリックします。そうすると、元画像が選択されますから、マスク編集で大きさと角度を補正ながら、5枚が規格写真になるように調整します（図⓯-4）。

図⑮-1

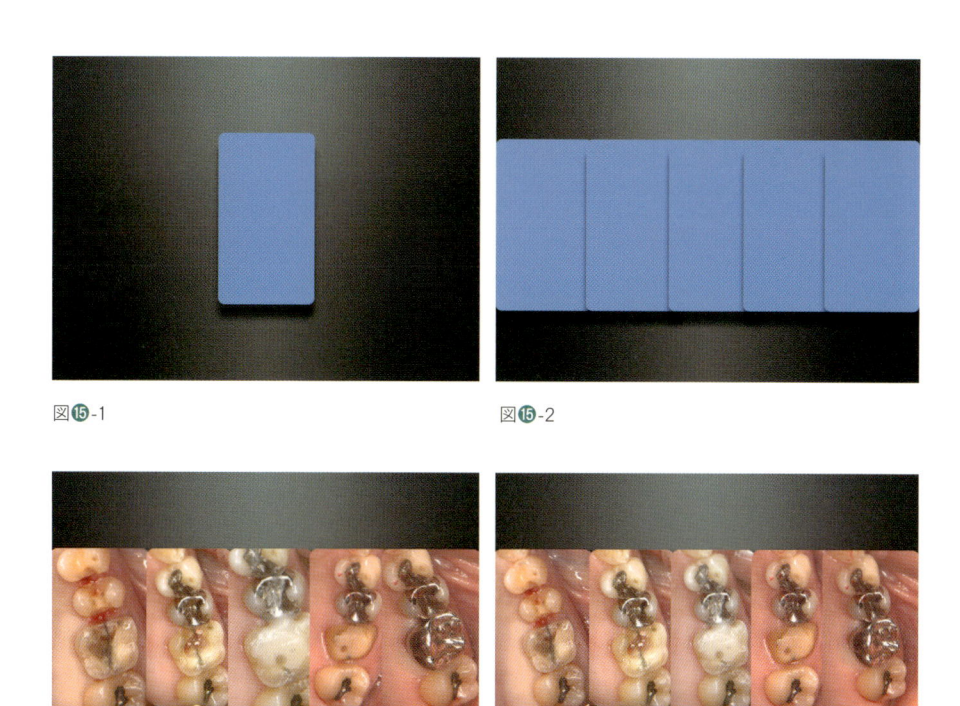

図⑮-2

図⑮-3

図⑮-4

　いかがですか。一見ごまかしのようですが、元画像を修正しているわけではないので、プレゼン手法の1つとして許容できる範囲だと思います。もちろん、このような手段は奥の手として知っておいて、たとえデジカメでも**普段からできるだけ規格性に富んだ臨床写真を撮る**ように努力してください。

　以下は、私のプレゼンで使っている規格スライドの例です。あらかじめ規格写真を撮ることの重要性が実感していただけると思います（図⑯⑰⑱）。

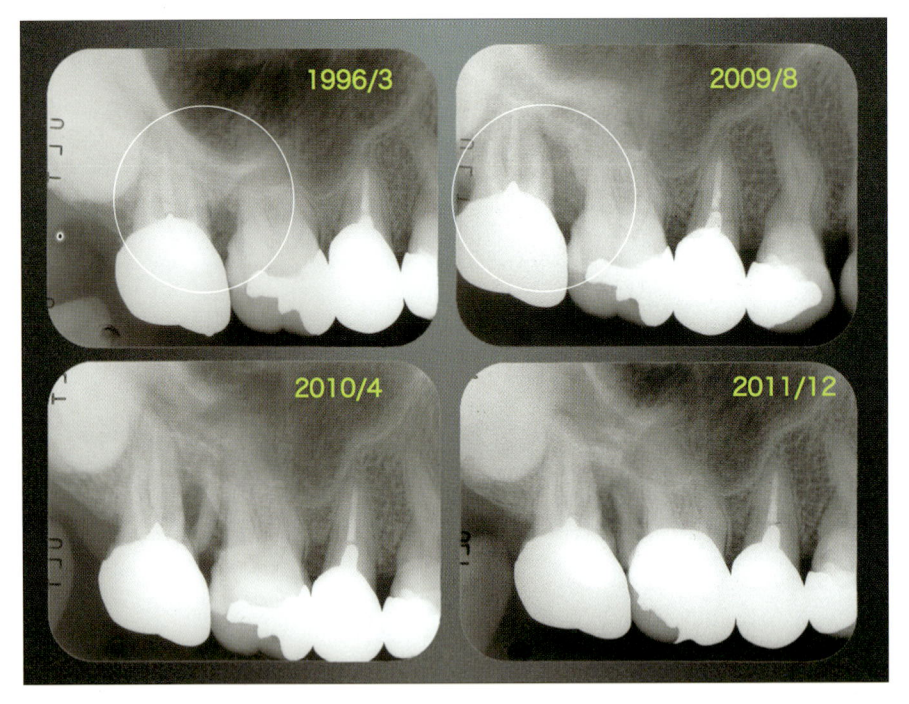

図⑯

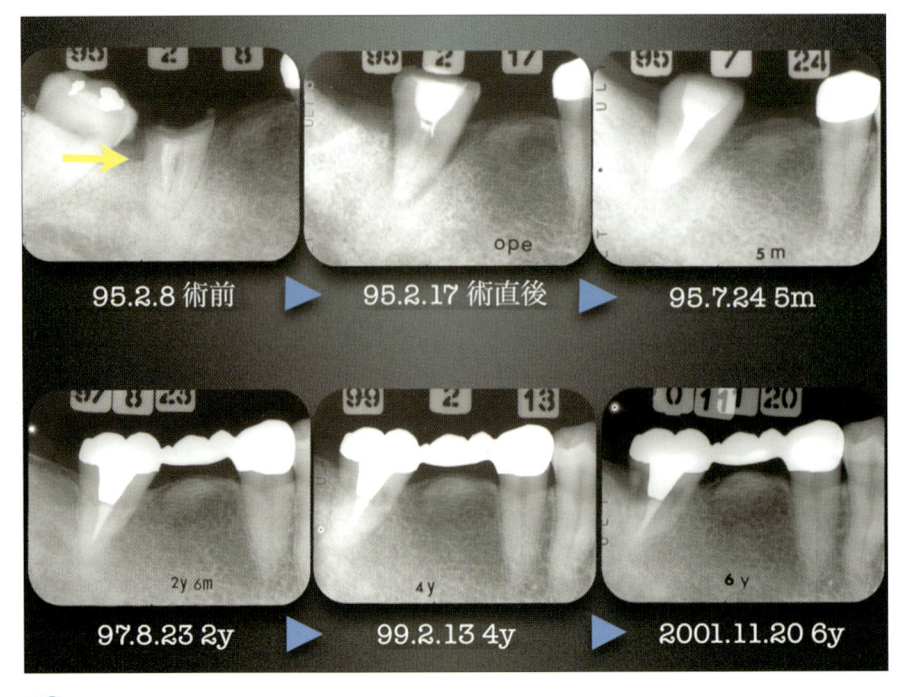

図⑰

図⓲

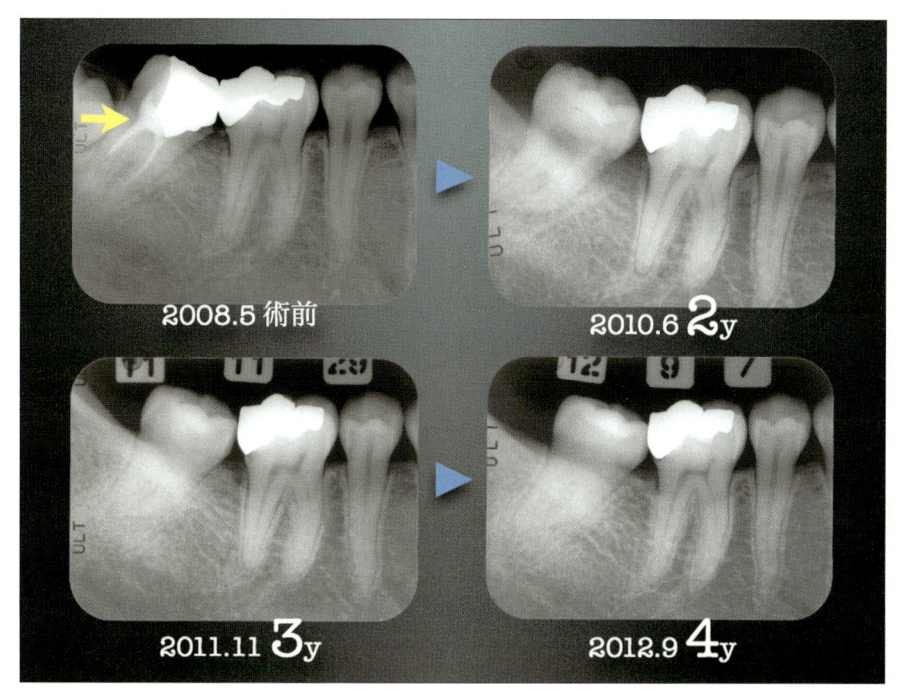

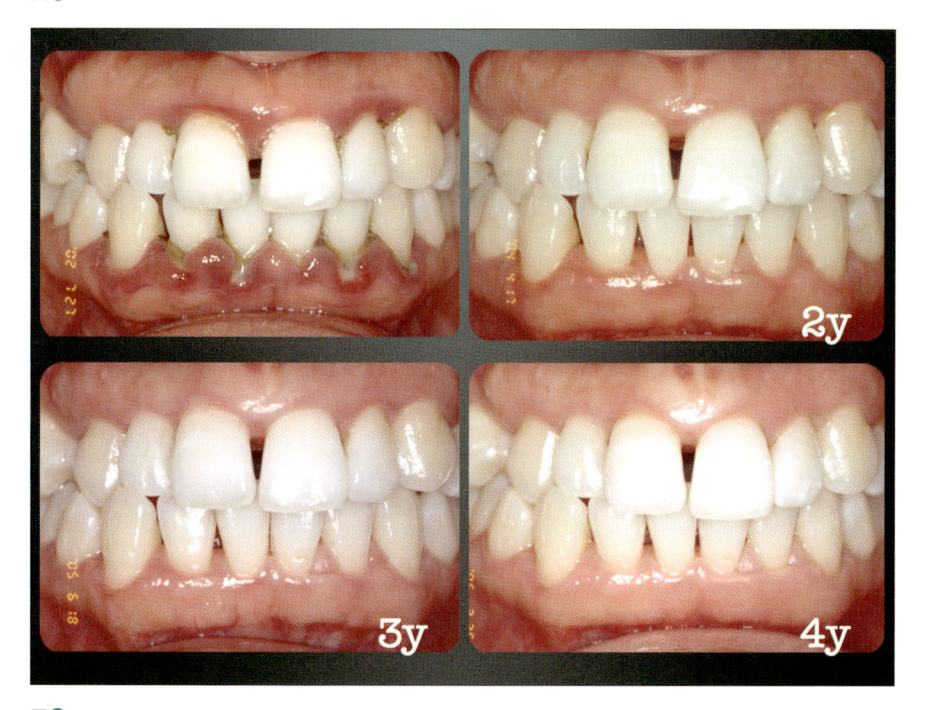

図⓳

98

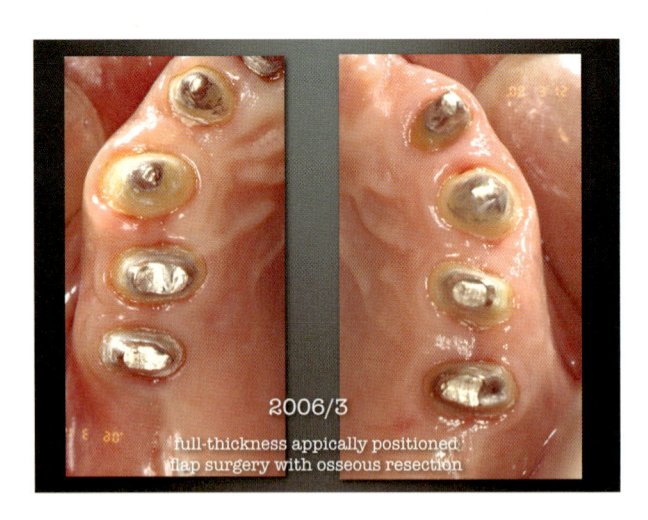

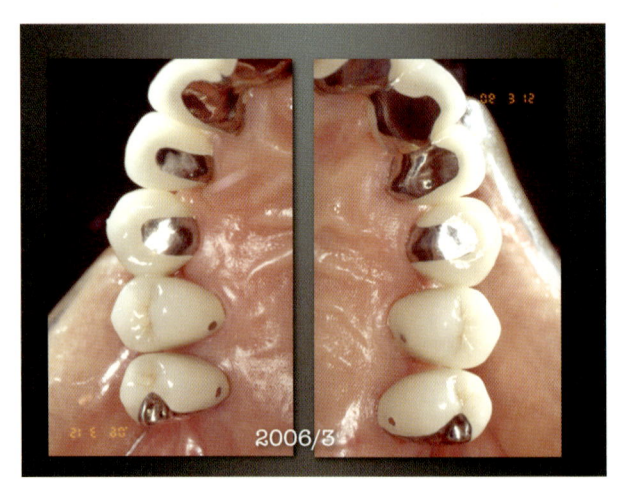

2006/3
full-thickness appically positioned
flap surgery with osseous resection

2006/3

図20

会場はどのくらいの暗さが適切か

　結論から言えば、**手元でメモができるくらいの暗さが最適**です。明るすぎるとスライドが見にくいし、暗すぎると文字を読んだり書いたりできません。一般的には大きな会場は暗すぎ、小さな会場は明るすぎが多いように思います。できればX線写真を映写するときに限り、会場係に頼んで場内をさらに暗くしてもらいます。

　これに関連して、視線の向け方ですが、場内が暗くなるとつい手元だけを見て話してしまいますが、意識して**視線は会場へ**向けましょう。会場が暗いのでどこを見ているかなど関係ないようですが、これを心がけるだけで、不思議に講演にパワーが感じられるようになるものです。

　ちなみに、私は落語家の柳家小三治さんのファンなのですが、彼が調子がよいときは会場のどこに座っても自分に話しかけているように感じますし、「今日は気が入ってないなぁ」と思うときは、視線がボーッとして定まりません。名調子と視線は明らかに関係すると思っています。

話すスピード

　NHKのHPによると、NHKのアナウンサーの話す速さは、1分間に300～350語くらいとされています。おおむね1分間で原稿用紙1枚くらいでしょうか。
　もっとも、これは個人差があり、「ニュースステーション」時代の久米宏さんは767文字、NHK「おはよう日本」の三宅民夫さんは541文字、NHK「ニュース7」の森田美由紀さんが466文字というデータもあります（http://ameblo.jp/akuzawaakuzawa/

より)。一概には言えませんが、ゆっくりだなぁと感じるのが450文字以下、普通だと感じるのが500〜600文字、早いと感じるのが650文字以上と覚えておきましょう。

一方、観衆が文字を読むスピードは、映画の字幕を例にとると、1秒当たり3〜4文字、つまり1分間に180〜240文字が標準とされています。

私たちは落語家のようないわゆる"話すプロ"ではありませんから、どちらかといえば**ゆっくり目に話したほうが無難です**。私は、スライドの解説文を読み上げるときなどには、文章をそのまま読むのではなく、ポイントだけを強調して繰り返すよう心がけています。また、キーワードの解説や箇条書きなど、受講者がメモしたいような雰囲気を感じたら、メモする時間を考えてわざとゆっくり話したり、次のスライドに移るまで少し時間を置いたりしています。

いずれにしても、早口、くぐもった声、高すぎるトーンなどは、せっかくのプレゼンを台無しにします。まずは家族の誰かに聞いてもらうなどして、十分な練習をしてから本番に臨んでください。

スライド枚数は何枚が適当か

　前項の話すスピードと関連して、プレゼン全体で何枚のスライドを用意するかも重要なポイントです。

> **講演時間（話せる量）は、以下の計算式で決まります。**
>
> **講演時間　＝　話す速さ　×　スライドの枚数**

　私の場合は、いままでの経験から1時間で150枚前後を基準としています。これを分単位に換算すると1分間に約2枚半、1スライドにかける時間は24秒ということになります。

　私のプレゼンは臨床写真が多く、骨や歯肉の変化を経時的に追ったり、1枚のスライドに小項目だけというものもあるので、スライド数はやや多めですが、もし文字スライドが多く、1スライドで長く話すような内容でしたら1時間で100枚くらい（1スライド40秒）が限界でしょう。

　よくある失敗は、用意したスライドをすべて話そうと焦って、最後のほうで駆け足になってしまうことです。前回、同じようなテーマで話したときの経験を参考に、あらかじめちょうどよい枚数を準備しておきましょう。

　時間調整の裏技としては、本講演のスライドは少なめに設定しておいて、最後に「FAQ：よくある質問」を何枚か付け加えておくと、話す速さやメモのための時間などに余裕が生まれます。

　時間を計算してきっかりの枚数を準備したつもりでも、開始時間が遅れたり、主催者による開会の挨拶が長引いたり、途中休憩が必要になったりして最後に押し

てしまうということもよく経験します。途中の休憩時間は自分も一緒に休まないで、その後のスライド枚数の微調整をする時間と考えましょう。

[附]
「講演というものは一種の名画鑑賞だから、飾り立ててでも綺麗な写真だけ映しなさい。講師はひとたび演壇に立ったら、皆が憧れるような存在でなければならない」。これも前出の渡邉 滋 先生の言葉です。かつて審美歯科、全顎補綴などが全盛だった頃の話なので、昨今の事情とは違っているかもしれませんが、スマートな講演を組み立てるうえでとても参考になります。

症例報告などで、術前の腫れた歯肉やプラークまみれの口腔写真を見せながら、長々と話す人をときどき見かけます。その頃の患者さんの状況を詳しく説明したいのでしょうが、見ている側はあまり気持ちのよいものではありません。少なくとも、画面をX線写真やbasic dataなどに変換してから、じっくりと話すほうがスマートです。

これと関連して、いくら自慢の症例でも何例にもわたって詳細に報告されると、聴衆は飽きてしまいます。症例報告というのはあくまで個人的な体験ですから、これにあまりに長い時間をかけるよりも、そこから導きだされた推論や、学術的な考察に重きをおくよう心がけましょう。

意識して、繰り返す

教育用語に、教授錯覚（Teacher's misunderstanding in education）という言葉があります。「教官が教えたことを、すべて学生が覚えていると思い込む教官の錯覚」という意味です。これに基づき、「教育とは、何を教えたかでなく、何を学んだか」が重要視されます。つまり、優れた教育者は、面倒がらずに何度も繰り返し指導する根気と情熱をもてということでしょう。

講師と受講者との関係も同様のことが言えます。私たちは一度話したことをすべて聴衆が理解してくれていると思いがちですが、それは錯覚であって、聴衆というのはそう簡単にわかってはくれないと考えたほうが自然なようです。

　講演では、「演者が何を話したかではなく、受講者がどれだけそれを理解したか」が重要です。繰り返しを嫌がってはいけません。「どうしてわからないんだ！」と嘆く前に、「どうしたらわかっていただけるか」とさまざまに工夫すべきです。

　とくに強調したい事柄に関しては、**意識して繰り返しましょう**（ポイントを絞って、「くどい」と思われない程度に…）。さらに、目新しい言葉や難解な専門用語、あるいはやむを得ず文語調の言葉を使うときには、**できるだけゆっくり、はっきり話す**こと。このような緩急をつけることで、さらにテンポのよいプレゼンになります。専門用語については、配付資料にkeyword集などを準備すると、受講者の理解がいっそう深まります。

「3」という数字の力

　2020年東京オリンピックの招致を決めた最終プレゼンを監修したニック・バーリー氏は、NHKの白熱教室のなかで「3」という数字の力に触れています。

　彼は、東京チームがアピールした「確実（delivery）・情熱（cerebration）・イノベーション（innovation）」やフランス革命の「自由・平等・友愛」などの例を引いて、**プレゼンで例を挙げるときは3つがベスト**と強調しています。3という数字はコミュニケーションの鉄則だそうで、そういえば過去の私のプレゼンでも、テーマを3つにまとめることで、聴衆にうまく伝わったということを何度か経験しました。

　図㉑㉒に、その例をいくつか挙げておきます。

　過ぎたるは及ばざるがごとし（Less is More）。たとえ言いたいことがたくさんあっても、それをただ闇雲に並べるのではなく、より少ない数まで論点を絞り込むこ

とが大切なようです。

　バーリー氏は同番組のなかで、オバマ大統領の演説の巧みさを以下のように解説しています。参考までに掲載しておきます。

「彼の声はあるときは大きく、次ぎには下げる。またペースも自在に操っている。重要な点ではあえてゆっくりと話し、そして強調するときには…間合いを取って……、聴衆が耳を澄ますとそこで最も重要なことを告げる」

　いつかそんなプレゼンができたらいいですね。

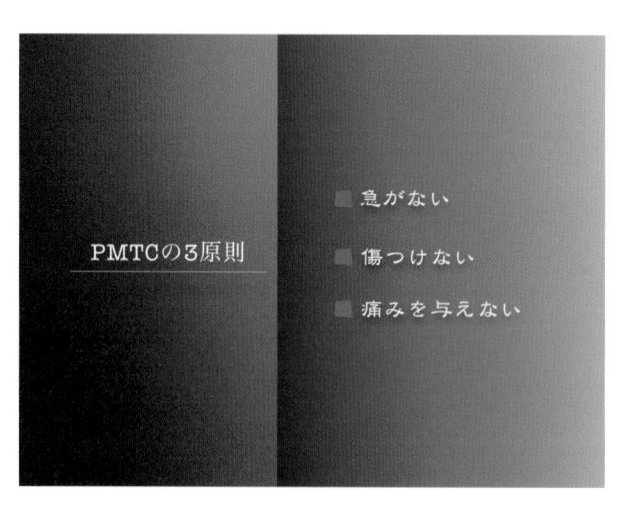

図㉑

図㉒

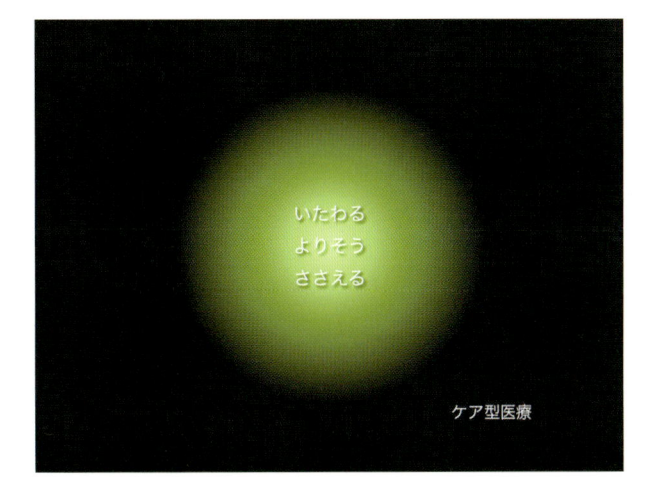

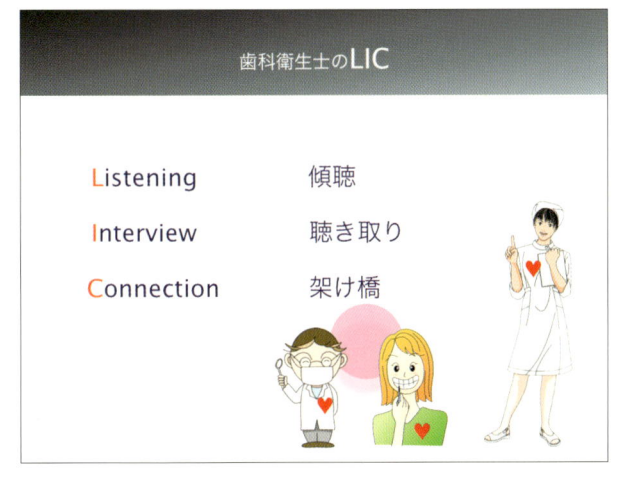

プレゼンの構成

　最後に、プレゼン構成の原則について解説します。
　まず、**「全体をとおして一定の統一感が生まれているか？」**。これが第1の原則です。プレゼンでも文章構成と同様、起承転結が大切です。たとえば、最初の一言からすでに最後の結論に向かっての準備がされていれば、受講者は気持ちよく講演に入り込むことができます。逆に、導入部で「最近の……の動向」などという総論を長々話すと、(たとえそれがのちの話で重要であっても)単なる一般論になってしまい、聴衆の興味を喚起できません。そのような話は、あえて起承転結の「転」の部分にもっていきます。
　具体的に私がよく使う手法は、導入部で「今日のテーマは……」というスライドを1枚用意し、最初に結論を言ってしまいます。そのあとにその結論に行き着くまでの話の流れを示したスライドを映写し、講演の途中で同じものを何度か挿入します。「いまは、この流れのなかのここを話しています」といった具合です。(図㉓)。
　この工夫で、プレゼン全体の構成が、自分だけでなく聴衆にもよりわかりやすくなります。

　第2の原則は、**スライド内容がオリジナルなのか引用なのか**を明確にすることです。一般的には、オリジナルがほとんどだと思いますので、引用したものに限って、最下段に小さい文字で引用元を記載しておきます。
　引用論文そのものを調査方法なども含めて長々と解説するのは、聴く側にとっては退屈なものです。それがよい論文であればあるほど、その論拠を詳細に話したい気持ちはよくわかりますが、できるだけ結論のみを話すように心がけましょう (この辺が、学会や抄読会と大きく違うところです)。多くの論文から演者が苦労して得たエビデンスであれば、概要だけでも聴衆に十分伝わるはずです。

第3の原則は、ケース・リポートの経過年数です。臨床系のプレゼンでは10年以上の予後が取れていないものはできるだけ使わないようにします。ご存知のように、ケース・リポートは最もエビデンスレベルが低いとされています。したがって、臨床例をどれだけ報告しても、それは科学的な客観性、実証性、普遍性という要素を満たすことはできません。つまり、よほどの説得力がない限り、「たまたまそうなったんじゃないの」という厳しい批判に応えることはできないのです。

　ただそうはいっても、経過が長ければ、あるいはその過程で起こったさまざまな変化やその対応などについての詳しい報告があれば、それは社会学でいうところの「経験科学」として尊重されるべき、とも思っています。

　いずれにしても、「どうしてそうしたのか」、「どんなことが予想されたのか」、「なぜそうなったのか」、「そうならないためにはどうしたらよかったか」というような基本的な考察がなければ、数多あるケース・リポートはほとんど意味をなさないと言っても過言ではありません。

　病態の典型例を系統的に整理する場合などは別にして、臨床系の優れたプレゼンには、**長期経過と深い考察が不可欠**と記憶しておいてください。

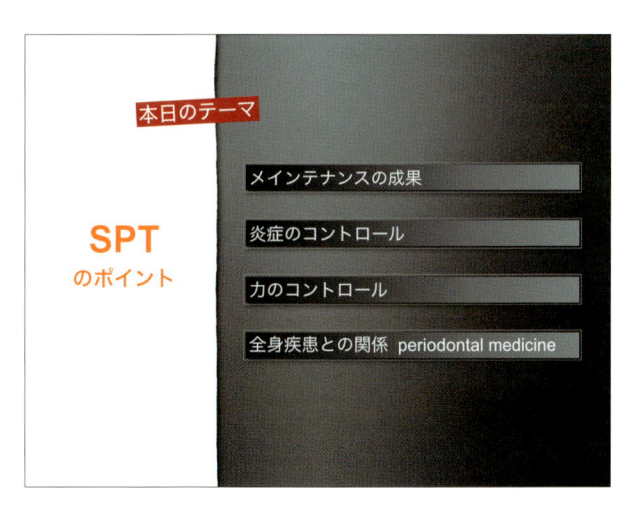

図㉓

プレゼンの仕上げ
──徹底して削ぎ取る

　長い解説もとうとう最終項になりました。これまでの内容を反映して、きっと皆様のお手元には素晴らしいプレゼンができ上がっていることと思います。

　さて、最後の見直しでは何を行いますか？

　まずは、聴いてくださる方たちをもう一度思い浮かべてみましょう。人数は、地域は、会場は？　受講者は学生ですか、一般の人たちですか、ドクターですか、歯科衛生士ですか？　親しい仲間の勉強会ですか、気のおけないスタディーグループの発表ですか、それともここ一番の勝負講演ですか？

　これまでの製作過程でもそれらは十分に考慮してきたことと思いますが、最後にもう一度、**聴衆の顔を思い浮かべながら**、でき上がったスライドを最初から最後まで1枚1枚「ここで何を言うのか」確認しながら送っていきます。

　そうすることで、自分が受講者の気持ちになって、もう一度客観的にプレゼンを見つめ直すのです。対象者を具体的に、視覚的に意識することで、足りない部分、余計な部分がより鮮明に見えてくるはずです。

　とりわけ、余計な部分に気を配ります。

　せっかく作ったスライドをすべて使いたい気持ちは痛いほどわかりますが、きっとこの段階では今回のプレゼンのテーマが自分のなかでより明確になっていると思われますので、それを確認しながら完成したスライドを**徹底的にカット**します（迷ったときには、取りあえずそのスライドを「スキップする」に入れてしまいましょう）。

　この作業は、講演時間が短い場合には必要に迫られて意外とうまく行くのですが、比較的長い講演では、どうしても余計なスライドが増えてしまいがちです。気合いが入れば入るほど、どれが余計なのか自分でもわからなくなってしまいます。

プレゼンは早めに完成させて、その後、何日もかけて"削ぎ落とす"努力をしましょう。プレゼンは手を加えれば加えるほどよいものになっていきます。そして、この削ぎ落とす作業も立派なプレゼン作りなのです。

Conclusion

　優れたプレゼンには、自身の臨床経験から導き出された深い洞察と、それをグローバルな学術的知見に照らし合わせた客観性が求められる。つまり、個人的な体験からどれだけ恣意的な要素を排除して普遍的な結論を導き出せるかに、講演の良否がかかっていると言っても過言ではない。

　しかし、それにも増して大切なのは、プレゼンの根底に流れる演者の人生哲学のようなものかもしれない。歯科領域に限って言えば、それがすなわち演者の診療(研究)哲学となる。

COLUMN プレゼン余話

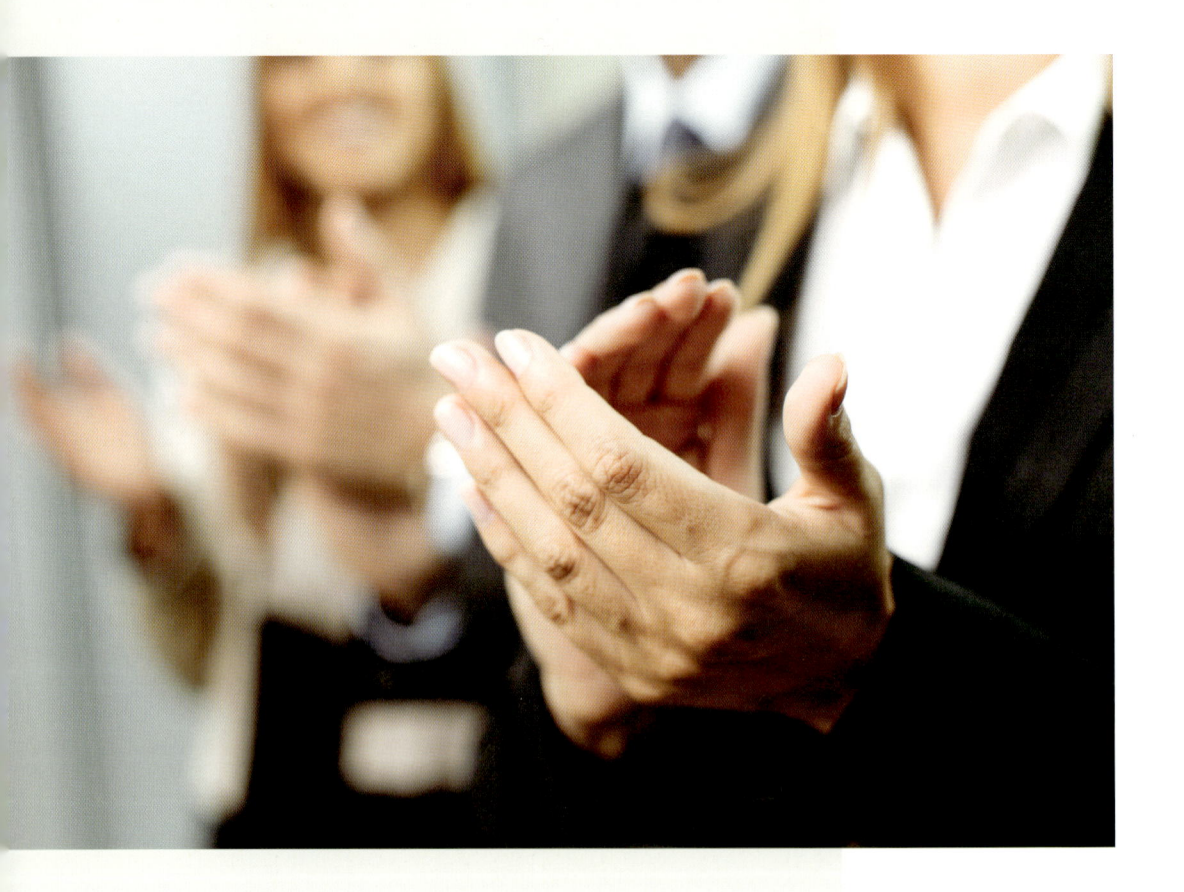

プレゼン余話
●

妻、そして筒井昌秀先生の一言
人生を変えた言葉 ②

　とにかく一流になりたかった。両親が待つ故郷を捨てて東京近郊で開業した手前、都会での成功願望は人一倍強かったと思う。私は週末になるとひとり新たな開業地を求めて、銀座通りや青山の住宅街を歩き回った。1980年代、時代はまさにキュア一色。講演会で出会った講師の影響もあって、一流は都心にしかないと思い込んでいた。技術を磨くために参加したセミナーや勉強会は、多いときには年30回を超えた。

　ところが、年を重ねるごとにそんな自分の生き方が苦しくなっていった。地域医療に馴染み始めた一方で、治療の限界や表舞台の嘘も知った。苦労して身につけた先端技術と、患者さんが真に望む治療とのギャップに悩むことも多かった。一流を求めて突き進んできたはずなのに、どこかで納得していない自分がいた。

　そんな私に、ある日、妻が投げかけた一言をいまも忘れることができない。「あなたにとっての一流って、一体何なのかしら」。

　この言葉が、自分の追求する一流があまりにも一方向に偏っていることに気づくきっかけとなった。一握りの富裕層が対象となりがちの「一流の治療＝キュア」という理想から、目の前の多くの患者さんに等しく提供できる「一流のケア」へと、私の視点は徐々に移っていった。

　そんな折、たまたま一緒に講演した北九州の故・筒井昌秀先生から、決定的な一言を受け取ることになる。その日、私は"天才-筒井"に負けまいと、症例写真を選びに選び、スライド1枚1枚に磨きをかけて講演に臨んだ。

　しかし、講演後の筒井先生のコメントは意外なものだった。

　「いや〜よかったよ、ウチヤマちゃん。**最後のあれ、あれなんだよ、補綴もペリオもメインテナンスが一番大事**」。

　手放しで共感してくれたのは、期待していた補綴に対する評価ではなく、補足的に触れたプロケアの手法だったのだ。予想外な賛辞ではあったが、それでもゴッドハンドとして高名な筒井先生に私のケアが認められて嬉しくないはずはない。その自信が院内にPMTCという「プロが行うケアシステム＝メインテナンス」を定着させる原動力となった。

　あれから20年、まったく人生というものはわからないものだ。キュアを極めようとした私が、結局ケアの領域に辿り着き、それが縁で多くの講演の機会に恵まれ、そして本書が生まれることになった。私のプレゼンは私の人生そのものなのだと、振り返ってつくづく思う。

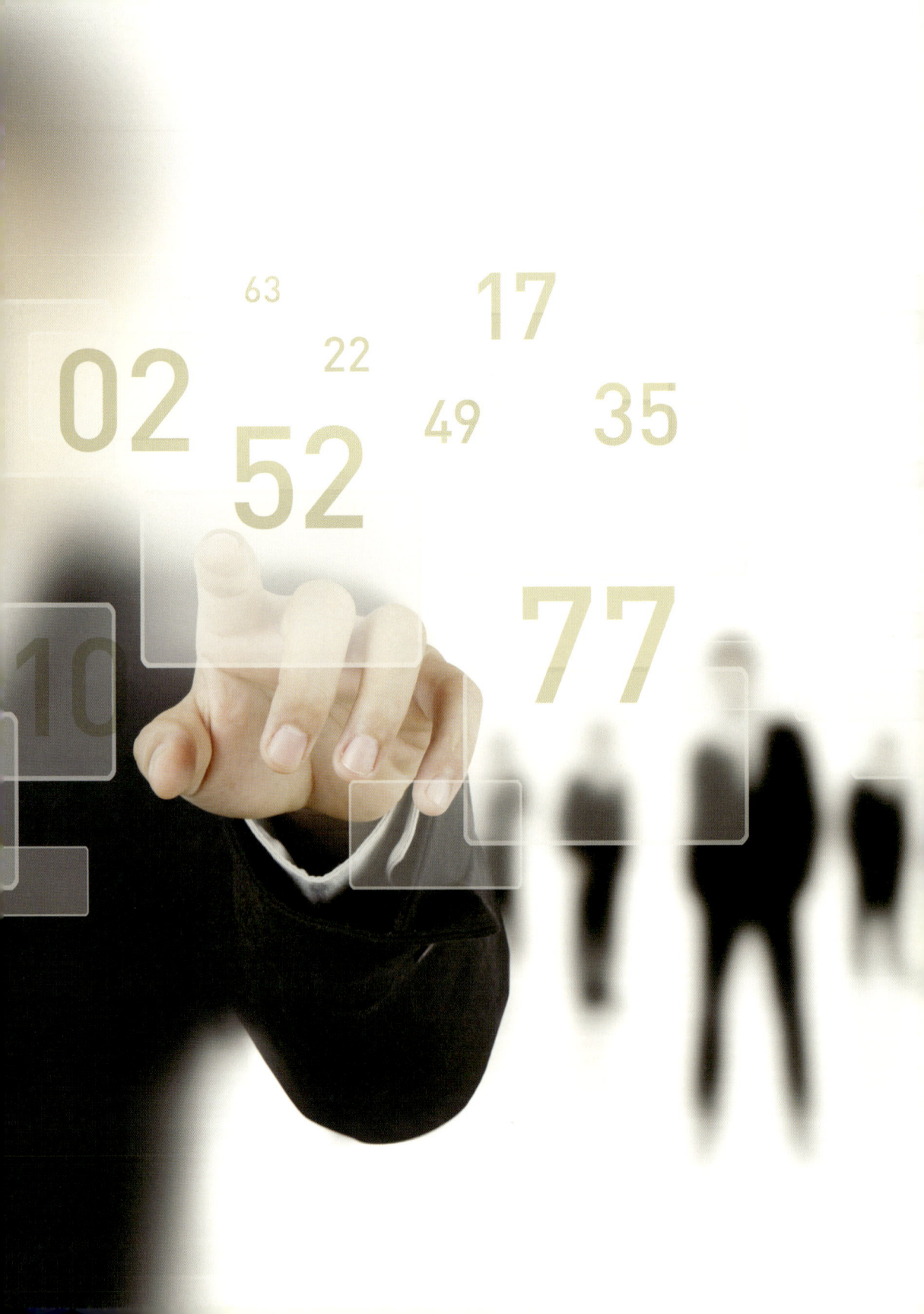

DENTAL PRESENTATION ▶ **THIRD STAGE**

第3部 ● 77の心得

10分で達人に
なるための
「プレゼン
——77の心得」

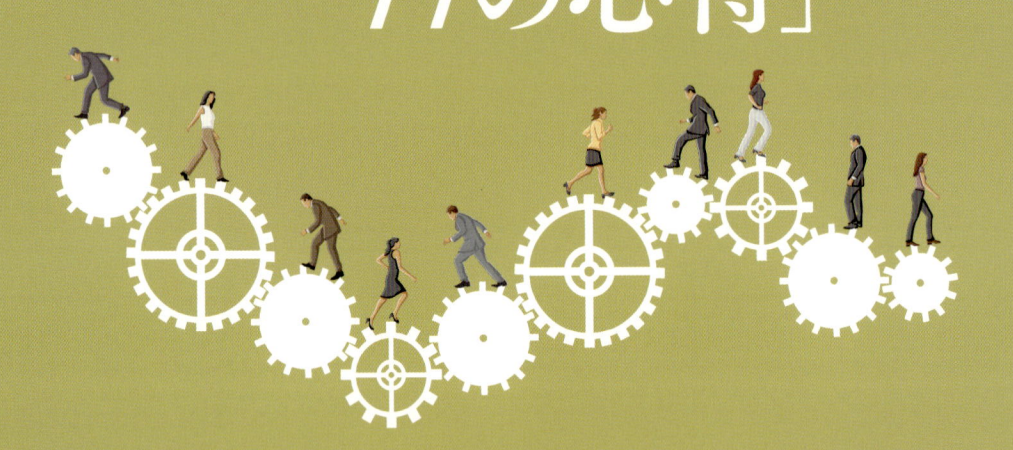

本書をじっくり読む時間がない人のために、
本文で強調しているプレゼンのポイントを77項目にまとめました。
これだけ気をつければ、あなたのプレゼンは見違えるように
パワーアップするはずです。

77の心得

YES!

01	講演時間を守る	☐
02	高をくくらない。聴衆を甘く見ない	☐
03	挑発的な言葉に気をつける	☐
04	他者を批判しない	☐
05	歯科界全体への期待を語るときでも、まずは受講者に敬意を払って	☐
06	自己紹介は簡潔に。できるだけ早く本題に入る	☐
07	知識や情報の出し惜しみはしない	☐
08	できるだけ時間ぴったりに終わる。時間延長はサービスにならない	☐
09	謙遜や気配りはほどほどに	☐
10	開始の言葉は、「一生懸命準備してきました。皆様に少しでも多くお伝えするために精一杯お話ししますので、しっかりお聴きくださいますようよろしくお願いします」	☐
11	余計な前置きは逆効果の場合が多い	☐

12	プレゼンで一番大切なことは「わかりやすさ」	☐
13	「今日の受講者は何を聴きたがっているのか」を、受講者の内訳や事前アンケートなどで把握しておく	☐
14	本番に向けて、早い段階からしっかり準備する	☐
15	緊張の度合いは、練習量と反比例する。一にも練習、二にも練習	☐
16	1時間半で1回の休憩をとる。休憩の時間は10分が原則。女子トイレが小さい場合には長めにする	☐
17	趣味の話をしたいときは休憩時間を利用する	☐
18	講演中の息抜きに、風景写真や海外旅行の写真などを頻繁に挟み込むのは、かえって話の流れを妨げる結果になる	☐
19	活発な質疑応答のために、あらかじめサクラ質問を準備しておく	☐
20	受講者から事前質問を集めておく	☐
21	むやみに壇上や客席を歩き回らない	☐
22	受講者に直接マイクを向けて質問しない	☐

23	場違いな質問や長い個人的な質問には、「簡潔にお答えできないので、後でメールしてください」と答える	☐
24	鋭い質問に対しては真摯に対応する	☐
25	つまらない内容の質問でも、「ナンセンス！」などと揶揄したり、気分を害して口調が荒くなったりしない	☐
26	質問に答えているときは、「事後質問はこちらへどうぞ …」とメールアドレスを書いたスライドをスクリーンに映しておく	☐
27	質問がないときに備えて、何枚か想定質問のスライドを準備しておくと、講演の最後が締まるだけでなく時間調整にも役立つ	☐
28	講演後の懇親会でスピーチを依頼されたときには、 ● 簡潔にお礼の言葉だけ述べる ● それまで準備された先生（主催者）の労をねぎらう ● いつ指名されても大丈夫なように常に準備しておく	☐
29	どんなに些細なことであっても、追求されたときには文献的な裏付け（エビデンス）があることが大切	☐
30	受講者は論文考察の過程よりも結論を早く知りたい。文献紹介は控えめに、要点のみを簡潔に	☐
31	論文検索のキーワードは、systematic review	☐
32	プレゼン内容に関しては「自分はわかっているけれど、受講者は初めて」ということをいつも意識する	☐
33	テーマや小項目をあえて質問形式にすると、リフレッシュするだけでなく、プレゼンにリズムが生まれる	☐

34	受講者の録音、録画は原則禁止	☐
35	主催者にビデオを撮ってもらうことで、自分の癖が発見できる	☐
36	講演している自分とそれを見ている自分という二つの目を意識する	☐
37	ジョイント講演を成功させる鍵は、どれだけ他の講師と綿密な打ち合わせができるかにかかっている	☐
38	エンディング・ムービーは短めに。感情に流されないように	☐
39	レーザー・ポインターと携帯用簡易スピーカーを持参する	☐
40	動画やBGMが入る場合には、パソコン端子と会場音響が接続可能かを事前に確認しておく	☐
41	会場の照明は、受講者がメモを取れる程度の明るさに	☐
42	演者へのスポットライトは不要	☐
43	当日の講演データは、PDFファイルで書き出してSDカードにコピーして持参する	☐
44	主催者に動作確認済みの予備のパソコンを用意してもらう	☐

45	テキストは、できるだけ詳しいものを提供する	☐
46	講演タイトルは、それを見ただけで聴きたくなるような魅力的な言葉を選ぶ	☐
47	講演細目は、アピール力よりも具体性や固有のキーワードを優先する	☐
48	各メーカーにサンプル、パンフなどの提供をお願いする	☐
49	メーカー主催の講演会では、できるだけ他社製品の紹介は避け、テキストには他社製品を記載しない	☐
50	スライドのバックグラウンドの配色を統一する	☐
51	文字色は3色以内で	☐
52	1枚のスライドの文字数が多くならないように	☐
53	デフォルトの文字の大きさは、30から36ptが適切	☐
54	長い文章は、段落ごとに適度の行間を開ける	☐
55	和文フォントはテーマで統一する	☐

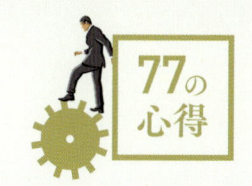

56	欧文フォントは、Helvetica、Times、Century Gothicの3種類	☐
57	トランジションを過剰に使用しない	☐
58	ポインターをむやみに振り回さない	☐
59	パソコン画面ではなく、客席（聴衆）を見て、楽しそうに話す	☐
60	ピンマイクよりもハンドマイクのほうが声量の調整がしやすい	☐
61	ハンドマイクを口に近づけすぎない	☐
62	マイク音量が適切かをあらかじめ確認しておく	☐
63	画像やアニメーションはfotoliaで手に入れる	☐
64	挿入するBGMやイラストには"意味"をもたせる	☐
65	影は若干ぼかして。多少透過させて	☐
66	スライドに画像をペーストする場合は、JPEG画像をpsd形式に変換してから	☐

77の心得

67　普段からできるだけ規格性に富んだ臨床写真を撮るように心がける　☐

68　場内が暗くなっても、視線は意識して会場へ向ける　☐

69　話し方の原則は、ゆっくり、はっきり　☐

70　早口、くぐもった声、高すぎるトーンに注意　☐

71　スライド枚数は、1時間で100枚から150枚を基準とする　☐

72　とくに強調したい事柄に関しては、意識して繰り返す　☐

73　プレゼンで例を挙げるときは3つがベスト　☐

74　プレゼンの構成は、全体を通して一定の統一感があること　☐

75　スライド内容がオリジナルなのか引用なのかを明確にする　☐

76　ケース・リポートでは、長期経過と深い考察が不可欠　☐

77　プレゼンの仕上げでは、不要なスライドを徹底的にカットする　☐

DENTAL PRESENTATION ▶ **EPILOGUE**

あとがき ● プレゼンの愉しさ

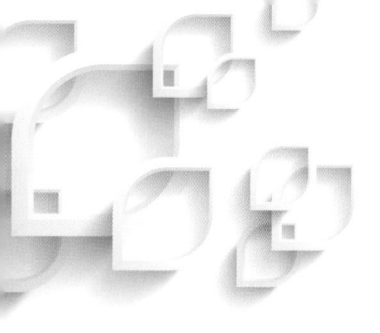

井上ひさし氏の言葉に「むずかしいことをやさしく、やさしいことをふかく、ふかいことをゆかいに、ゆかいなことをまじめに」という名言があります。この言葉のように、プレゼンではできるだけ平易な表現を心がけましょう。できれば終始愉快に話せれば申し分ありません。

　私はこの20年間、講演スライドをあたかも映画作りのように楽しんできました。「ここで息抜きにこんなスライドを入れたら、笑いが取れるんじゃないか」とか、「ここはこんな場面展開がわかりやすい……」、「ここはイラストを入れて……」とか、少し大げさですが、創作の喜びを味わいながらプレゼンを作り込んできました。そのおかげで、少しは"愉快な"講演ができたかもしれません。

　同じようなテーマの講演でも、毎回同じでは自分自身が楽しくありませんから、いままで一度として同じ講演をしたことがありません。主催者、会場の規模、参加者数とその内訳、講演時間などを考慮してさまざまにmodifyします。さらに、回を重ねるたびに新しい知見や臨床例を基本のスライドのなかに織り込んでいきます。その結果、リピーターの方たちにも、毎回新たな発見を楽しんでいただけたと思っています。講演前は少なくとも30回はスライドを見直し、修整を重ねます。凝ったスライドが増えるにつれて、その作業すら楽しく思えてきます。

　映画を見れば、エンディング・クレジットの配色や字体、文字の流れ方などに自然と目が行きますし、テ

レビのドキュメンタリー番組を見れば、文字の強調の仕方やナレーターの声が気になります。時にはスポーツ中継のBGの配色（ウィンブルドンカラーなど）をそのまま次回のスライドに取り入れたこともありました。

　そんな工夫を凝らすのもすべて聴衆のためです。自分が楽しければ、きっと受講者も楽しんでくれるはずです。どんなにおいしい料理でも食べてくれる人がいなければ無駄になってしまうのと同様に、どんなに素晴らしいプレゼンでも聴いてくれる人がいなければ、単なる繰り言にすぎません。プレゼンは、聴衆と分かち合ってこそはじめて生き生きと輝くのです。

*

　「臨床とは、心と技と言葉のハーモニーである」と、以前どこかに書いたことがありました。技術と知識があっても、それを伝える言葉がなければ「心」は伝わりません。プレゼンは言葉の集大成です。その善し悪しは、自分のもっているありったけの言葉を駆使して「どれだけ多くのことを無理なく伝えられたか」、その一点に尽きると考えています。

　深い内容にしようと思えば、自然と勉学意欲がわいてきます。会場からの質問をきっかけに、いままで考えたこともなかった臨床の疑問に直面し、急いで文献を調べることもあります。プレゼン作りはすなわち自己研鑽の場でもあるのです。考えれば考えるほど、手をかければかけるほどよいプレゼンになります。それはまるで油絵や小説の推敲と似て、いつまでもゴールに辿り着けない深くて愉しい世界です。これにまさる知的エ

ンターテインメントはそうそうあるものではありません。

　読者の皆様も、ぜひ本書を足がかりに、この愉しいデンタル・プレゼンテーションの世界に一歩足を踏み入れてみてください。きっといままでとはまったく違う学術の世界が見えてくることと思います。そして、その魅力を実感するにつれ、ますますコンテンツ、つまり"学ぶこと"の奥深さにお気づきになることと思います。

　講演は、コンサートと似ていて一期一会、1回きりのパフォーマンスです。徹底的に練り上げて、まず自分のプレゼンに惚れ込むこと。そして、最後に「ブラボー！」と声がかかるような感動的なプレゼンに挑戦してみてください。

　本書をお読みになった歯科医師、歯科衛生士の皆様が、いつの日か私を超えるスーパープレゼンテーターに成長されますことを願ってやみません。

　最後までご精読いただき、ありがとうございました。

（2014年8月校了）

映画風プレゼンの作例を
下記のサイトで公開しています。

www.asahi-net.or.jp/~IJ9S-UCYM/mp

パスワード：presentation

デンタル・プレゼンテーション

発行日	2014年10月1日　第1版第1刷
著　者	内山　茂
発行人	湯山幸寿
発行所	株式会社デンタルダイヤモンド社
	〒113-0033　東京都文京区本郷3-2-15　新興ビル
	電話＝03-6801-5810㈹
	http://www.dental-diamond.co.jp/
	振替口座＝00160-3-10768
印刷所	共立印刷株式会社

ⒸShigeru Uchiyama, 2014

落丁、乱丁本はお取り替えいたします

●本書の複製権・翻訳権・上映権・譲渡権・公衆送信権（送信可能化権を含む）は㈱デンタルダイヤモンド社が保有します。
● JCOPY 〈㈳出版者著作権管理機構 委託出版物〉
本書の無断複写は著作権法上での例外を除き禁じられています。複写される場合は、そのつど事前に㈳出版者著作権管理機構（TEL：03-3513-6969、FAX：03-3513-6979、e-mail：info@jcopy.or.jp）の許諾を得てください。